消化病"超级微创"探索与实践

胆胰内镜学

ERCP 病例精粹

主　编　张筱凤

副主编　杨建锋　金杭斌

浙江科学技术出版社

图书在版编目（CIP）数据

胆胰内镜学：ERCP 病例精粹 / 张筱凤主编 . — 杭州：浙
江科学技术出版社 , 2024.4
ISBN 978-7-5739-1159-9

Ⅰ . ①胆… Ⅱ . ①张… Ⅲ . ①胆道疾病—内窥镜检—病
案②胰腺疾病—内窥镜检—病案 Ⅳ . ① R657.4 ② R657.5

中国国家版本馆 CIP 数据核字 (2024) 第 068212 号

书　　名	胆胰内镜学：ERCP 病例精粹	
主　　编	张筱凤	

出版发行　浙江科学技术出版社

杭州市体育场路 347 号　邮政编码：310006

办公室电话：0571-85176593

销售部电话：0571-85176040

排　　版　杭州立飞图文制作有限公司
印　　刷　浙江海虹彩色印务有限公司

开　　本	787 mm×1092 mm　1/16	印　张	12.25
字　　数	233 千字		
版　　次	2024 年 4 月第 1 版	印　次	2024 年 4 月第 1 次印刷
书　　号	ISBN 978-7-5739-1159-9	定　价	298.00 元

责任编辑　唐　玲　　文字编辑　李　成　　责任校对　张　宁
责任美编　金　晖　　责任印务　田　文

如发现印、装问题，请与承印厂联系。电话：0571—85095376

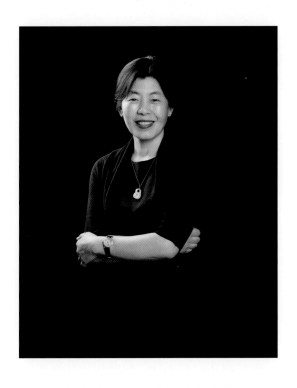

张筱凤

主任医师，专业技术二级，教授，
硕士研究生导师

西湖大学医学院附属杭州市第一人民医院副院长，杭州市消化病医院院长。任中华医学会消化内镜学分会委员、ERCP学组副组长，浙江省医师协会消化医师分会副会长，浙江省医学会消化内镜学分会副主任委员，杭州市医学会消化病学与内镜学分会主任委员，杭州女科技工作者协会副会长、杭州市消化疾病研究所所长。荣获全国先进工作者、全国卫生系统先进个人、全国白求恩式好医生、第三届杭州工匠等荣誉称号。

潜心于临床40年，在消化系统疾病内镜诊治方面有极高造诣，个人累计完成胆胰疾病内镜诊治病例数居全国前列。开创多项内镜诊治新技术，如国际首例EUS胰腺肿瘤射频消融术等；提出多镜联合诊治胆胰疾病新理念；率先开展全国内镜培训工作。主持省部级项目10余项，发表SCI等论文60余篇，持有发明专利等4项，主编专著3部，制定全国临床指南10余部。

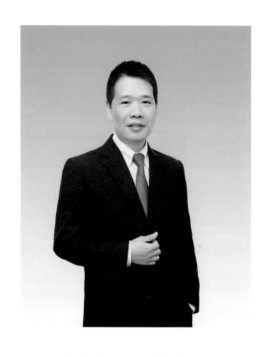

杨建锋

主任医师，医学博士，硕士研究生导师

西湖大学医学院附属杭州市第一人民医院消化内科主任，杭州市消化病医院副院长。为杭州市"131"中青年人才培养计划第二层次、浙江省"151"人才工程第二层次、浙江省高层次创新人才培养对象。任中华医学会消化内镜学分会超声内镜学组委员、中国中西医结合学会消化内镜专业委员会ERCP学组副主任委员、中国医药教育协会消化内镜专业委员会ERCP学组副组长等。

主要从事胆胰疾病内镜微创及综合治疗、消化道早癌筛查与内镜治疗等临床与科研工作。主持承担国家级及省市级课题18项。获浙江省科学技术进步奖二等奖1项、三等奖2项，浙江省医药卫生科技创新奖5项，杭州市科学技术进步奖4项。发表论文45篇，参与编写著作5部。

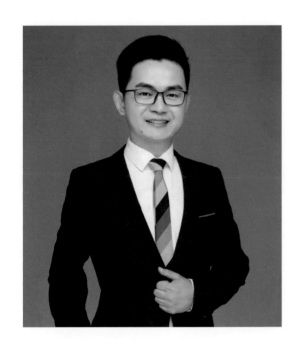

金杭斌

主任医师，医学博士，硕士研究生导师

　　杭州市余杭区第三人民医院院长、副书记，西湖大学医学院附属杭州市第一人民医院消化内科副主任，杭州市消化病医院副院长。任中华医学会消化内镜学分会早癌协作组、病理协作组委员，中华医学会消化内镜学分会胰腺协作组、ERCP学组青年委员，中华医学会消化病学分会消化系罕见病研究协作组委员，中华消化心身联盟浙江省委员会青年学组副组长兼常务理事，海峡两岸医药卫生交流协会消化内镜学分会委员、消化道出血学组秘书，浙江省医学会消化内镜学分会青年委员会副主任委员，浙江省医师协会消化医师分会青年委员会副主任委员，浙江省医师协会消化医师分会委员，浙江省医学会消化内镜学分会ESD学组委员、ERCP学组秘书，浙江省医学会消化病学分会早癌学组委员，浙江省抗癌协会胃癌专业委员会、肿瘤内镜委员会委员，杭州市医学会消化病学及内镜学分会委员兼秘书，杭州市中西医结合学会内科学专业委员会副主任委员。曾获2021年度浙江省医坛新秀、2020年度杭州市医坛新秀等荣誉。

《胆胰内镜学：ERCP 病例精粹》编委会

顾　　问　张　啸

主　　编　张筱凤

副 主 编　杨建锋　金杭斌

点评专家（以章节排序）

　　　　　王震宇　天津市南开医院

　　　　　柴宁莉　中国人民解放军总医院

　　　　　丁　震　中山大学附属第一医院

　　　　　陈卫刚　石河子大学医学院第一附属医院

　　　　　孙明军　中国医科大学附属第一医院

　　　　　王拥军　首都医科大学附属北京友谊医院

　　　　　陈　洁　海军军医大学第一附属医院（长海医院）

　　　　　王　雷　南京大学医学院附属鼓楼医院

　　　　　王　东　上海交通大学医学院附属瑞金医院

　　　　　张　锏　山东省立第三医院

　　　　　潘阳林　空军军医大学第一附属医院

　　　　　吴　晰　中国医学科学院北京协和医院

　　　　　唐秀芬　黑龙江省医院南岗分院

　　　　　孟文勃　兰州大学第一医院

编　　者（以姓氏笔画排序）

　　　　　于贤金　浙江医院

　　　　　于费杰　嘉兴市第一医院

　　　　　王文星　温州医科大学附属第二医院

　　　　　王金波　宁波大学附属人民医院

　　　　　毛建生　浙江衢化医院

卢光荣　温州医科大学附属第二医院

刘　文　嘉兴市第一医院

李伟平　湖州市中心医院

李皇保　嘉兴市第一医院

杨上文　丽水市中心医院

杨建锋　西湖大学医学院附属杭州市第一
　　　　人民医院

吴宗杨　宁波大学附属人民医院

何必立　浙江省台州医院

汪平凡　新昌县人民医院

张筱凤　西湖大学医学院附属杭州市第一
　　　　人民医院

金杭斌　西湖大学医学院附属杭州市第一
　　　　人民医院

金城锋　浙江大学医学院附属第四医院

金晓昇　瑞安市人民医院

周　俊　浙江新安国际医院

周建伟　温州市中心医院

周海斌　西湖大学医学院附属杭州市第一
　　　　人民医院

赵凤庆　嘉兴市第一医院

洪　波　象山县第一人民医院

顾伟刚　西湖大学医学院附属杭州市第一
　　　　人民医院

盛　红　象山县第一人民医院

梁金荣　浙江省舟山医院

董金良　浙江省舟山医院

蔡旭华　湖州市中心医院

薛秀成　浙江省嘉善县第一人民医院

近年来，内镜逆行胰胆管造影术（ERCP）不断取得新进展。因其具有微创、恢复快等优点，已经成为临床诊治胆胰疾病的重要手段。以往许多需要复杂外科手术治疗的疾病，现在能够通过内镜治疗得以解决。目前，全国每年有10万余胆胰疾病患者通过ERCP得到救治，ERCP及相关技术在医疗领域的地位逐步显现。不过我们也看到，虽然ERCP诊治技术得到了长足进步，在我国的普及也十分迅猛，但我国胆胰疾病患者有近千万，其中适于接受ERCP治疗者逾百万，ERCP的应用与临床需求之间还存在巨大差异，进一步普及ERCP诊治技术，推动消化内镜事业的创新发展，仍然任重而道远。

近年来我国消化内镜工作者的整体素质和内镜操作水平不断提高，普及ERCP诊治技术，让更多的胆胰疾病患者受益，关键在于培养大批专业技术人才。ERCP被公认为是难度最大、技术要求最高同时也是风险最高的消化内镜操作。让众多消化内镜工作者，特别是中青年工作者深入学习ERCP理论知识，熟练掌握ERCP操作技术，全面了解ERCP发展动态，从而使ERCP更加有效、更加安全地在临床开展是一项重要而迫切的工作。

张筱凤教授是我国消化内镜，尤其是ERCP领域的领军级专家，经常在国际及全国性学术会议上讲座及操作演示。在她的带领下，杭州市第一人民医院消化内科团队以严谨的治学态度、不倦的创新精神、丰富的专业经验和众多的学术成果在国内外同行中享有较高的声誉。张筱凤教授一贯重视培训、指导消化内镜医生的教学工作，在我国ERCP诊治技术的普及发展和人才培养中做了大量工作。

为普及ERCP基础理论，介绍ERCP诊治技术，反映国内外最新进展，进一步推动我国ERCP诊治技术规范发展，张筱凤教授组织科室同事编写了《胆胰内镜学》丛书。该丛书汇集了胆胰疾病内镜诊治的最新研究成果，收录了大量临床图片资料，而且附有操作视频，形象而生动地阐述了胆胰内镜的理论知识和实用技能，将理论与实践、临床应用与知识普及有机地结合起来，是胆胰内镜诊治工作者的重要专业教材和参考书。

本书是该丛书的第三分册——《胆胰内镜学：ERCP病例精粹》，收集了30例ERCP疑难复杂病例，并附有全国知名消化内镜专家的专业点评，对今后临床工作具有很好的指导意义。

在这里，我诚挚地向全国消化内科、肝胆胰外科医生和消化内镜医护人员推荐该书，相信会有更多的内镜工作者从中受益。

中国工程院院士、中国医师协会内镜医师分会会长自 1968 年首次报道经内镜逆行胰胆管造影术（ERCP）以来，采用 ERCP 诊治胆胰疾病已有近 56 年的历史。相比于传统外科，ERCP 具有有效、微创、安全的优点，已经成为胆胰疾病的首选治疗方法。近年来，随着医疗技术的不断发展和治疗设备附件的研发，ERCP 诊疗技术得到迅猛发展，涌现出大量新技术、新方法、新理念。为普及 ERCP 诊疗新技术，更好地将 ERCP 应用于临床，让众多消化内镜工作者，特别是中青年工作者深入学习 ERCP 理论新知识，全面了解 ERCP 发展动态，是一项重要的工作。

为进一步推广 ERCP 临床应用，我们着力编写了《胆胰内镜学》系列图书。图书第一册——《胆胰内镜学：ERCP 并发症》，全面介绍了 ERCP 术后并发症的危险因素、诊断处理流程和预防措施；第二册——《胆胰内镜学：ERCP 新进展》，全面展示了 ERCP 诊治新技术、新方法、新理念，为 ERCP 专业技术人员打开思路，开阔视野。

本册为第三册——《胆胰内镜学：ERCP 病例精粹》，汇集了 ERCP 疑难复杂病例，每个病例都请全国知名消化内镜专家进行点评，对临床医师开展 ERCP 具有极大的指导作用和借鉴价值，值得 ERCP 医生及消化专科医生品读。

中国工程院院士、中国医师协会内镜医师分会会长、海军军医大学附属长海医院消化科主任李兆申院士在百忙中为本书作序。正是国内众多专家的指导和帮助及各位编者的努力，本书才得以完成，我们在此表示衷心感谢。

由于本书涉及内容较多，虽然我们已经尽力，但因水平有限，疏漏和错误之处在所难免，恳请广大同道批评指正。

张筱凤

2024 年 2 月 5 日

目　录

第三章　运用之妙，存乎一心

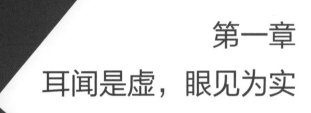

第一章
耳闻是虚，眼见为实

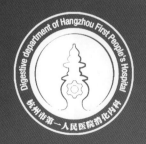

IgG4 相关性疾病误诊胆管癌 1 例
——金晓昇　瑞安市人民医院消化内科主任医师

一、病史

1. **患者一般情况**　男性，65 岁。

2. **主诉**　因"黄疸，中上腹钝痛不适 3 天"入院。

3. **既往史**　既往因诊断"胆总管下段癌"在上海某医院行胆道非覆膜金属支架置入术。既往因"胃癌"有行"胃大部切除术"（具体不详）。

二、入院治疗

1. **入院查体**　皮肤巩膜黄染；上腹部正中可见一长约 15 cm 的纵行刀疤，中上腹以及右上腹压痛，无反跳痛。

本院腹部 CT（图 1-1-1）提示：胆总管 Ca 支架植入术后，肝内胆管扩张，胆囊底部不规则增厚，胆囊 Ca 考虑，胆囊结石，肝门区淋巴结肿大；胰腺体部片状强化减低区，胰管扩张；肝左外叶片状强化影；左肾囊肿；胃术后改变，胃底静脉迂曲扩张。

2. **入院诊断**　①胆道感染；②梗阻性黄疸；③胆管癌胆道支架置入术后，胃大部切除术后，残胃炎。

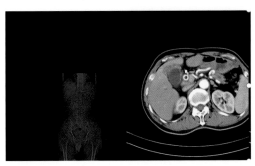

图 1-1-1　腹部 CT

　　诊疗计划：抗感染、制酸，服用氟尿嘧啶衍生物口服抗癌剂，一天 2 次，每次 40 mg，连服 14 天，每三周 1 次。

　　3. 入院后辅助检查　血常规示：白细胞计数（WBC）14.7×10⁹/L，中性粒细胞百分比（N%）89.7%，血红蛋白（HGB）107 g/L。血生化示：谷丙转氨酶（ALT）100 U/L，谷草转氨酶（AST）85 U/L，碱性磷酸酶（ALP）702 U/L，γ- 谷氨酰转移酶（GGT）2026 U/L，白蛋白（ALB）32.7 g/L，总胆红素（TBil）146.9 μmol/L，直接胆红素（DBil）108.4 μmol/L，C- 反应蛋白（CRP）43.6 mg/L。肿瘤指标示：糖类抗原（CA19-9）50.65 U/mL。

　　4. 诊治过程　行 ERCP（图 1-1-2）。

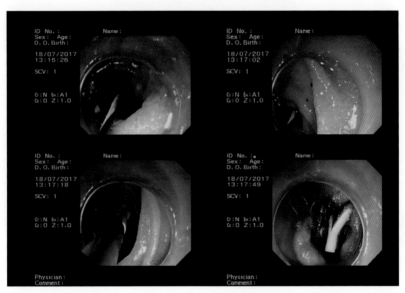

图 1-1-2　行 ERCP

　　毕Ⅱ式胃大部切除术后，金属支架内套入塑料胆道支架引流。术后血生化：ALT 214 U/L，AST 130 U/L，提示肝功能异常，予补充诊断，TBil 62.4 μmol/L，DBil 43.0 μmol/L。好转后出院。

　　2018—2021 年多次因"腹痛、皮肤及巩膜发黄"等主诉入院。检查均有超敏 C- 反应蛋白（CRP）、降钙素原（PCT）升高，肝酶胆红素升高等现象，多次查免疫球蛋白 G 亚型 4（IgG4），均在正常范围。多次行 ERCP 更换塑料支架引流，联合护肝、抗感染治疗后好转出院。外院 PET-CT：①肝门及肝左叶胆管周围多发不规则葡萄糖代谢增高，十二指肠乳头区、胆总管支架走行区葡萄糖代谢增高，考虑炎症性病变可能性大，建议治疗后复查，排除局部恶变可能。② ERCP 术后，鼻胆管置入，胆总管支架置入术后，肝内胆管扩张，胆囊多发结石，胆囊炎表现。肝胃间隙、肝门部、腹膜后散在稍大淋巴结，葡萄糖代谢增高，考虑炎症性病变可能性大。

外院 ERCP+SpyGlass：取出塑料支架后可见泥沙样结石及坏死物引出，胆管内取病理。病理提示黏膜慢性炎症，置入胆道支架引流治疗。

2020 年 10 月 27 日上腹部磁共振胰胆管成像（MRCP）提示（图 1-1-3）：胆管细胞癌术后及多次 ERCP 术后，弥散加权成像（DWI）检查示肝门区片状稍高信号影，肝门区胆管管壁似增厚，建议增强检查，除外占位性病变；肝内、外胆管扩张，胆囊多发结石伴胆囊炎，胆总管内多发充盈缺损，支架置入改变。

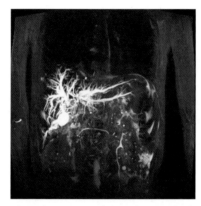

图 1-1-3　2020 年 10 月 27 日上腹部 MRCP

2021 年 10 月 22 日因"口干 1 个月"再次入院。入院后辅助检查：2021 年 10 月 23 日急诊血常规 HGB 97 g/L，血小板计数（PLT）86×10⁹/L；急诊生化：ALB 26.1 g/L，球蛋白（GLB）67.6 g/L，白球比例（A/G）0.39。血沉（ESR）：56 mm/h。自身免疫性肝病（简称自免肝）检测：抗核抗体（ANA）1：1000，抗核抗体核型均质性，余均阴性。2021 年 10 月 26 日，IgG4 14.08 g/L。

2021 年 10 月 26 日胸部平扫提示（图 1-1-4）：右肺下叶结节灶，肺部恶性肿瘤（MT）可能，较 2021 年 10 月 21 日 CT 图像大致相仿；右肺上叶及两肺下叶小结节灶，较前片大致相仿；右肺中叶及两肺上叶炎症；两侧锁骨区、两肺门及纵隔多发淋巴结增大；两侧胸膜轻度增厚。附件示：胆道支架置入术后，肝内胆管扩张，胆囊结石；脾肿大，食管 – 胃底静脉曲张。

2021 年 10 月 26 日垂体 MR 提示（图 1-1-5）：垂体饱满伴信号欠均匀；垂体柄增宽，建议增强检查。

2021 年 10 月 27 日唇腺常规病理：唇腺分叶清晰，未见腺泡萎缩及导管扩张，未见明显淋巴细胞浸润灶，符合唇腺活检 Chisholm 分级 Ⅰ 级。2021 年 10 月 27 日唇腺常规病理：唇腺分叶清晰，未见腺泡萎缩及导管扩张，未见明显淋巴细胞浸润灶，

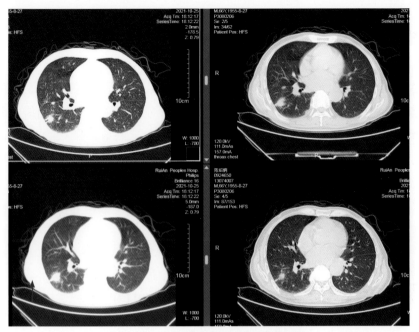

图 1-1-4　2021 年 10 月 26 日胸部平扫

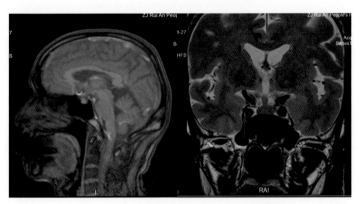

图 1-1-5　2021 年 10 月 26 日垂体 MR

符合唇腺活检 Chisholm 分级 I 级。

入院后予泼尼松片，一天 2 次，每次 10 mg（2021 年 10 月 25 日—11 月 6 日）；注射甲泼尼龙针，一天 1 次，每次 30 mg（2021 年 10 月 27 日—11 月 1 日）；药用吗替麦考酚酯分散片，一天 2 次，每次 0.25 g（2021 年 11 月 4 日—11 月 8 日）调节免疫；注射重组人血小板生成素注射液（2021 年 10 月 26 日—11 月 2 日）刺激巨核细胞增生。患者口干症状明显好转。

5. 治疗结果　2021 年 11 月 6 日，泼尼松片减量至一天 3 次，一次 5 mg。出院带药随访。

6. 随访预后 随访至 2022 年 5 月 1 日，患者仍规律地服用熊去氧胆酸胶囊，已停用泼尼松片 2 月余，上述症状未再发。

7. 最终诊断 ① IgG4 相关性疾病（垂体、肺部、胆道、肾脏）；②胆源性肝硬化失代偿期。

8. 本例思考

（1）无明确病理千万不能置入胆管非覆膜金属支架，避免造成医源性伤害。在非覆膜金属支架内更换塑料胆道支架需注意，导丝勿穿过金属网眼，避免造成支架嵌顿。

（2）IgG4 相关疾病受累部位较多，其诊断不一定完全依赖 IgG4，部分患者早期甚至全程没有 IgG4 升高表现（见图 1-1-6）。

IgG4-RD 综合诊断标准（2011 年）

1. 临床检查显示 1 个或多个器官特征性的弥漫性 / 局限性肿大或肿块形成；

2. 血液学检查示血清 IgG4 升高（>135mg/dI）；

3. 组织学检查显示

（1）大量淋巴细胞和浆细胞浸润，伴纤维化；

（2）组织中浸润的 IgG4+ 浆细胞与浆细胞的比值 >40%，且每高倍镜视野下 IgG4+ 浆细胞 >10 个。

确诊 (definite)：1+2+3

可能 (probable)：1+3

可疑 (possible)：1+2

IgG4-RD 必须与受累脏器的肿瘤鉴别（如癌，淋巴瘤），与类似疾病鉴别（如干燥综合症、硬化性胆管炎、Castleman 病、继发性腹膜后纤维化、韦格纳肉芽肿、结节病、变应性肉牙肿性血管炎）等。

如果根据 CCD 标准不能诊断，也可根据脏器特异性诊断标准诊断。

图 1-1-6 IgG4-RD 综合诊断标准

（3）毕Ⅱ式患者用胃镜操作相对安全，与外科手术相比，可重复性高。

三、专家点评

该病例展示了患者因"胆管癌"行 ERCP 放置胆道非覆膜金属支架（放置时间未记录）后，因长期受金属支架刺激导致胆道炎症、结石形成，支架反复堵塞，需不间断地于支架内套入塑料胆道支架，且已出现肝内胆管扩张，长期淤肝引发肝功能不全。该患者在就诊近期因 IgG4 升高引发其他部位相关病变，考虑"胆管癌"诊断有误，应为 IgG4 相关性胆道病变引发的胆道梗阻。此病例给予以下启示：

病理诊断在胆道肿瘤诊断中的重要价值，应设法进行活检。目前可采用的方法包括细胞刷、透视下活检、直视胆道镜下活检、超声内镜引导下细针穿刺活检（EUS-FNA/FNB）等。

对不能明确诊断的"胆管癌"，在手术时最好放置覆膜金属支架或塑料胆道支架，以便需要时取出或更换支架。长期放置的非覆膜金属支架很难取出，其引发的胆道炎症、增生及结石形成较难处理。目前有采用支架内套入覆膜金属支架的方法，压迫一段时间，突入非覆膜金属支架网格的增生黏膜后一并取出双支架，或者逐根钢丝拉出支架等方法。但都为非常规的方法，有一定风险和不成功的可能。此病例为毕Ⅱ式术后，操作更为困难。

毕Ⅱ式胃肠吻合术后的 ERCP 操作，是较难的 ERCP 操作。此例采用直视镜、透明帽辅助，多次成功进行 ERCP 操作，展现了术者的 ERCP 技术。毕Ⅱ式的 ERCP 操作讲解一般在内镜的选择（胃镜、结肠镜、小肠镜、短小肠镜等直视镜或者十二指肠镜 - 斜视镜）、输入袢的判断、透明膜辅助、插管方向、切开方法等方面进行阐述。

病例摘要中对于首次操作的情况和时间缺乏更多的描述，可能是由于外院操作，导致相关资料不全。其实这对后续诊断和治疗有很大影响，最好进行补充完善。

点评专家：王震宇

不完全胰腺分裂合并副胰管多发结石 1 例

——卢光荣　温州医科大学附属第二医院消化内科副主任医师
——王文星　温州医科大学附属第二医院消化内科副主任医师

一、病史

1. **患者一般情况**　女性，24 岁。

2. **主诉**　脐周伴中上腹疼痛 2 天。

3. **现病史**　患者 2 天前出现脐周伴中上腹阵发性疼痛，遂至医院急诊，查 WBC 12.08×10⁹/L，嗜中性粒细胞比率（N%）79.9%，CRP 51.87 mg/L，急诊淀粉酶（AMS）316 U/L。查腹部 CT：肝内外胆管扩张，胰头稍肿胀，考虑急性胰腺炎。予醋酸奥曲肽注射液、奥美拉唑钠注射液、头孢呋辛针静滴抗感染治疗等，患者症状稍改善后回家。回家后患者再次出现脐周腹痛加剧的状况，至医院门诊，要求住院，拟"胆源性胰腺炎"收住入院。

4. **既往史**　家人诉既往体健。

二、入院治疗

1. **入院查体**　体温（T）37℃，脉搏（P）80 次/分，呼吸（R）18 次/分，血压（BP）108/69 mmHg。腹软，脐周压痛，无明显反跳痛。

2. **入院诊断**　①胆源性胰腺炎；②肝内外胆管扩张。

3. **入院后辅助检查**

（1）入院前腹部 CT（图 1-2-1、图 1-2-2）。

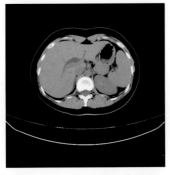
图 1-2-1　肝内外胆管扩张

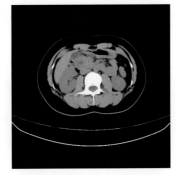
图 1-2-2　胰头稍肿胀

（2）入院后辅助检查：CRP（快速）35.06 mg/L，WBC 9.83×10⁹/L，HGB 133 g/L，PLT 177×10⁹/L，急诊降钙素原（PCT）< 0.1 ng/mL，急诊 ALT 31 U/L，急诊 TBil 17.2 μmol/L，急诊 AMS 243 U/L，凝血功能、肿瘤指标、免疫系列、IgG4 均正常。

（3）腹部 MRCP（图 1-2-3）。

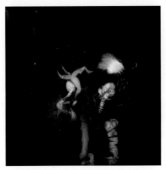
图 1-2-3　胆总管下段狭窄，中上段扩张，胰管见充盈缺损结石影

4. 诊治过程

（1）予以 ERCP，十二指肠镜找到十二指肠乳头（图 1-2-4）。

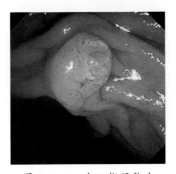
图 1-2-4　十二指肠乳头

（2）予以胰管插管，导丝成功地进入主胰管（图1-2-5）。

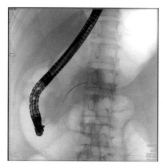

图1-2-5　主胰管插管成功

（3）胰管予以造影剂，见胆总管显影，考虑胰胆管汇流异常（图1-2-6）。

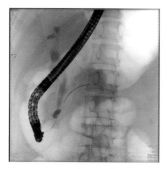

图1-2-6　造影见胆总管显影

（4）继续注入造影剂，见胆总管、主胰管、副胰管显影，并且副胰管可见一充盈缺损结石影，约0.6 cm，胆总管中上段扩张明显，最大直径约1.6 cm，下段有狭窄，主胰管、副胰管存在异常交通支可能，考虑胰腺不完全分裂（图1-2-7）。

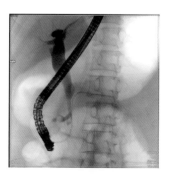

图1-2-7　造影见胆总管、主胰管、副胰管显影

（5）主胰管置入 5 Fr×5 cm 胰管支架（图 1-2-8）。

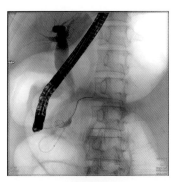

图 1-2-8　主胰管置入 5 Fr×5 cm
胰管支架

（6）接着予以副乳头插管。副乳头肿胀明显，支持副胰管引流为主，符合胰腺分裂征象（图 1-2-9）。

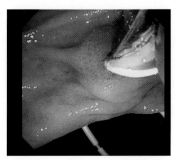

图 1-2-9　副乳头插管

（7）导丝顺利进入副胰管，予以造影，见副胰管结石，切开副乳头约 0.4 cm，用取石气囊顺利地取出多发白色胰管结石（图 1-2-10、图 1-2-11）。

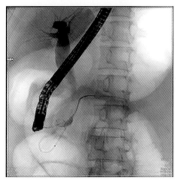

图 1-2-10　副乳头插管成功，
造影见副胰管结石

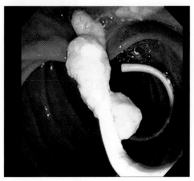

图 1-2-11　取石气囊顺利地取出多
发白色胰管结石

（8）接着予以副胰管置入 5 Fr×5 cm 胰管支架，导丝再次进入胆总管，切开约 0.3 cm，置入 8.5 Fr×5 cm 塑料胆道支架（图 1-2-12）。

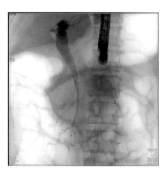

图 1-2-12 置入副胰管支架及塑料胆道支架

5. **治疗结果** 患者经 ERCP 治疗及药物治疗后，无腹痛、腹胀、畏寒、发热状况，无黄疸，WBC、CRP、AMS 恢复正常，病情好转，予以出院。

6. **随访预后** 出院 1 个月后，患者情况良好，无腹痛，无发热，无黄疸。来门诊随访，予以胃镜下分别拔除胆管、主胰管、副胰管支架（图 1-2-13）。

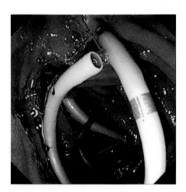

图 1-2-13 胃镜下分别拔除胆管、主胰管、副胰管支架

7. **最终诊断** ①慢性胰腺炎；②不完全胰腺分裂；③胰胆管汇流异常；④胆总管扩张；⑤副胰管结石。

8. **本例思考** ERCP 是诊断胰腺分裂（PD）、胰胆管汇流异常（PBM）的金标准，并且常用于治疗 PD、PBM 并发的胰腺炎、胆总管结石、胰管结石、胆总管狭窄、胰管狭窄等。

本例患者随访 1 个月后即拔除胆管、主胰管、副胰管支架，时间偏早，随访 3 个月后再决定是否拔除支架更为妥当。

探讨 PBM 需要外科干预的时机：本例患者为年轻女性，虽然此次 ERCP 成功地将副胰管结石取出，慢性胰腺炎暂时好转，腹痛缓解，但从长远角度来说，该患者胆总管扩张明显，之后随访过程中合并胆管肿瘤的概率大大提高，后期应予以密切随访，必要时予以外科干预。

三、专家点评

该病例为年轻女性患者，因"胆源性胰腺炎、胰管结石"行 ERCP，发现胰胆管汇流异常，主胰管、副胰管异常交通，副胰管结石等先天性胰胆管发育异常，并经 ERCP 在主、副乳头插管，取出副胰管结石，最后分别于主胰管、副胰管及胆总管内放置支架引流，治疗成功，效果明显，展示了术者成熟的 ERCP 操作技能。同时也有以下一些启示：

患者存在胰胆管发育异常及胰管结石形成的情况，此过程为慢性过程，应在发现胰管结石等情况后追加询问病史，是否长期有类似症状，以帮助判断是否为慢性病程。

关于胰胆管造影的方式，如果怀疑胰胆管异常，最好提前规划注入造影剂显影的方法。像此例，最好自胰管近端向乳头方向逐步退管注入造影剂，先显示胰管，并注意出现胆管反流显影时导管头端的位置，以帮助判断胰胆管汇合的部位和方式。

胰胆管汇流异常是指胆管和胰管在十二指肠壁外汇合。一般情况下，影像方法很难清楚显示胰胆管汇流的具体细节，包括超声内镜检查。可以自胆管内抽取胆汁，检验胆汁的 AMS 含量，如果增高，则提示胰胆管汇流异常，胰液逆流入胆管。

主胰管、副胰管、胆总管同时显影很少见，术者能耐心地进行各导管检查并经副乳头取出副胰管内结石，展现了其娴熟的 ERCP 技能。

反复发作胰腺炎与胰腺分裂、副乳头胰液排空不畅有关。经副乳头切开及取石可有效解决慢性胰腺炎，需严密观察病情的变化，放置支架的时间不一定会影响治疗效果。

胰胆管汇流异常是否因为胰液反流入胆管，继发胆管囊性扩张或反复炎症最终会导致胆管癌的发生，需进行定期随访。现有影像资料不足以诊断胆管囊性扩张，也无胆道外科手术的指征。如后期随访证实患者胆管进一步扩张及反复慢性炎症，可考虑行胆胰分流的手术。

点评专家：王震宇

第三节
先天性双胆总管畸形 1 例

——洪波　象山县第一人民医院副主任医师
——盛红　象山县第一人民医院主任医师

一、病史

1. **患者一般情况**　女性，78 岁。

2. **主诉**　因"畏寒发热及上腹胀痛不适 4 天"，于 2020 年 12 月 14 日入院。

3. **现病史**　无诱因下出现畏寒，无寒战，有发热，最高体温 38.5℃，伴上中腹胀痛，呈阵发性，夜间为甚，未向他处发散，稍感恶心，无呕吐。

4. **既往史**　6 年前因胆囊结石在外院行腹腔镜下胆囊切除术。4 年前因胆总管多发结石在外院行 ERCP 治疗，但未成功，后外科开腹行胆总管取石术。3 年前再次发现胆总管结石，当时无腹痛发作，随访观察，至本次发病前未发作。

5. **既往内镜诊治经过**　4 年前因胆总管多发结石在外院行 ERCP 治疗，未成功。

二、入院治疗

1. **入院查体**　生命体征稳定。神志清，精神可。全身皮肤、巩膜无黄染。心、肺无殊。腹平软，右上腹见弧形手术瘢痕，右中上腹压痛，无反跳痛，全腹未扪及包块，肝脾未及，移动性浊音（–），肠鸣音 4 次 / 分。

2. **入院诊断**　①胆总管结石；②十二指肠降部憩室。

3. **入院后辅助检查**　CRP 62.3 mg/L；血常规、肝功能、肾功能、血肿瘤指标检测均未见异常。

腹部 CT 平扫（图 1-3-1、图 1-3-2）示：十二指肠憩室；胆总管下段结石，胆囊未见；两肾囊肿考虑。

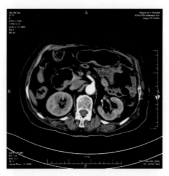 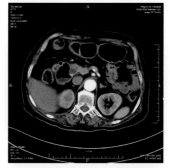

图 1-3-1 腹部 CT 平扫　　　图 1-3-2 腹部 CT 平扫：结
　　　　　　　　　　　　　　　　　　　　石影（箭头）

4. 诊治过程　术前考虑残余胆囊管结石及既往有 ERCP 治疗失败史，与患方充分沟通后选择腹腔镜下手术治疗（图 1-3-3～图 1-3-7）。腹腔镜术中见：胆总管扩张，直径约 15 mm，张力高，用电刀切开胆总管约 1.0 cm，见黄绿色胆汁涌出；用胆道镜于胆总管切开处进入检查，发现肝内胆管轻度扩张，下端可见数枚结石，大小约 1.0 cm × 1.0 cm，小者泥沙样，用取石网篮取出结石；再次检查下端通畅直至十二指肠乳头开口处，胆总管见两个通道，下端汇合。

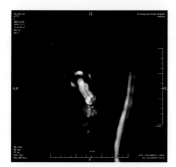 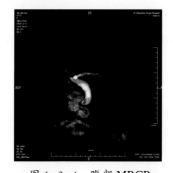 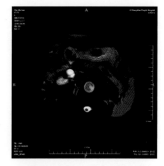

图 1-3-3 腹部 MRCP 显示　图 1-3-4 腹部 MRCP　　图 1-3-5 腹部 MRCP
胆总管下段充盈缺损影

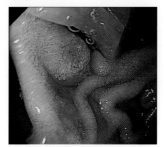 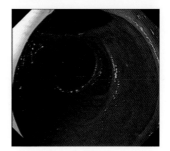

图 1-3-6 胃镜下见憩室旁　　图 1-3-7 胃镜下见十二指
乳头　　　　　　　　　　　　肠降部巨大憩室

5. **治疗结果** 术后 1 周病情稳定，带 T 管出院。

6. **随访预后** 术后 3 个月再次入院，行 T 管拔除及胆道镜探查，胆总管通畅。

7. **最终诊断** 先天性双胆总管畸形伴胆总管结石。

8. **本例思考** 先天性双胆总管畸形又称胆总管隔膜或主副胆总管，常继发结石。Vesalius 于 1543 年首先报道，临床罕见。按 Coor 和 Ebert 的胚胎学描述，将未开口于十二指肠乳头的胆总管称之为副胆总管。Satio 将该病分成 4 型：Ⅰ型，胆总管中有一间隔，将之分成两个平行管道；Ⅱ型，胆总管末端呈左、右两个管道；Ⅲ型，胆总管全程分成两个管道；Ⅳ型，同Ⅲ型，但其中有管道相通。对于该病例 MRCP 示胆总管下段充盈缺损影，但在 ERCP 术中未见充盈缺损的可能原因有：①十二指肠乳头处憩室；②胆囊管低汇流，胆囊管结石；③小结石移位至肝门处胆管或肝内胆管；④小结石术前排石；⑤双胆总管畸形。

三、专家点评

这是一例临床罕见的先天性双胆总管畸形病例，根据影像学特征及胆道镜下表现应该归类为Ⅰ型。影像学表现为胆结石位于隔膜一侧胆管。本例患者行腹腔镜下胆道镜探查，未经乳头插管。如果经乳头插管，对于不熟悉该先天性畸形的医师，可能会因影像学表现异常而困惑，因此本病例为读者提供了很有价值的临床参考，值得推荐！

点评专家：柴宁莉

华支睾吸虫病致继发性硬化性胆管炎 1 例

——汪平凡　新昌县人民医院消化内科主任医师

一、病史

1. 患者一般情况　男性，27 岁。

2. 主诉　反复右上腹疼痛 1 年余，加重 10 余天。

3. 现病史　一年前无明显诱因下反复出现右上腹疼痛，表现为隐痛，偶有绞痛，与进食无明显相关，伴恶心，皮肤、巩膜轻度黄染，无呕吐，无发热、寒战，无腹泻、便秘，无呕血、黑便。半年前右上腹痛加剧，伴发热（体温不详），先后于当地医院住院治疗及上海某医院门诊，医生给予熊去氧胆酸胶囊、匹维溴铵片等治疗，腹痛无明显好转。10 余天前患者再次感到疼痛且较前剧烈。发病以来，纳欠佳，排便无殊。

4. 既往史　有"腰椎间盘突出症"5 年，父母均有"黄疸性肝炎"病史，具体不详。

5. 既往内镜诊治经过　无。

二、入院治疗

1. 入院查体　神志清，精神可，貌消瘦。身高 168 cm，体重 46 kg，T 36℃，P 85 次 / 分，R 18 次 / 分，BP 87/61 mmHg，疼痛评分 2 分，皮肤巩膜无黄染，浅表淋巴结未及，心、肺未见明显异常。腹平软，未见肠型及蠕动波，未及明显压痛反跳痛，墨菲征（－），肝肋下 3 cm，剑突下 5 cm，质地稍韧，脾肋下未及，未及明显包块，肠鸣音可，移动性浊音（－），双下肢无水肿。

2. 入院诊断　①原发性硬化性胆管炎（PSC）、原发性胆汁性肝硬化（PBC）；②先天性胆总管扩张（V型，Caroli病）；③寄生虫病：胆道蛔虫或其他；④嗜酸性粒细胞性胆管炎（EC,罕见）；⑤IgG4相关性胆管炎（IAC）。

3. 入院后辅助检查

（1）实验室指标（图1-4-1～图1-4-4）。

血生化

- 钾：4.15mmol/L
- 钠：144mmol/L
- 氯：108mmol/L
- 钙：2.16mmol/L（2.2—2.7mmol/L）
- CO_2CP：25.2mmol/L（23—33mmol/L）
- BUN：5.95mmol/L（7—20mmol/L）
- Cr：72μmol/L（62—115mmol/L）
- 葡萄糖：4.65mmol/L（4.16—5.83mmol/L）

- ALT：27U/L（5—45U/L）
- AST：30U/L（5—35U/L）
- 碱性磷酸酶：131U/L（30—110U/L）
- GGT：73U/L（M）（7—50U/L）
- 总蛋白：52.2g/L（63—82U/L）
- 白蛋白：32.4g/L
- 白球比：1.64（1.5—2.5）
- 总胆红素：7.9μmol/L（0—20.5μmol/L）
- 直接胆红素：2.6μmol/L（0—6.8μmol/L）
- 甘油三酯：0.73mmol/L（0.34—1.69mmol/L）
- 总胆固醇：4.42mmol/L（3.1—5.17mmol/L）
- 总胆汁酸：14.00μmol/L（0—15μmol/L）

图1-4-1　患者血生化

- 血常规：

　　WBC：$10.7 \times 10^3/\mu L$；

　　N：52.6%；E：19.3%，EOS：$2.1 \times 10^3/\mu L$

　　Hb：13.9g/dL；

　　PBC：$162 \times 10^3/\mu L$；

- PT/APTT：正常。

- ESR：2mm/h。

- 尿常规：正常。

- 大便常规：(－)，OB（－）。

图1-4-2　患者血常规

	项目	结果	参考区间
1	抗核抗体ANA	阴性(-)	阴性
2	抗双链DNA抗体	阴性(-)	阴性
3	SM抗体	阴性(-)	阴性
4	nRNP抗体	阴性(-)	阴性
5	SSA抗体	阴性(-)	阴性
6	SSB抗体	阴性(-)	阴性
7	SCL-70抗体	阴性(-)	阴性
8	J0-1抗体	阴性(-)	阴性
9	抗着丝点抗体测定	阴性(-)	阴性
10	核糖体P蛋白	阴性(-)	阴性
11	核小体	阴性(-)	阴性
12	增殖细胞核抗原	阴性(-)	阴性
13	SS-A（R0-52）	阴性(-)	阴性
14	PM-SCL	阴性(-)	阴性
15	组蛋白	阴性(-)	阴性
16	线粒体 M2	阴性(-)	阴性

图 1-4-3　患者抗核抗体谱

	项目	结果	参考区间
1	免疫球蛋白IgA	127.0	68.0-378.0mg/dl
2	免疫球蛋白IgG	L 615.0	694.0-1620.0mg/dl
3	免疫球蛋白IgM	L 33.4	60.0-263.0mg/dl

	项目	结果	参考区间
1	免疫球蛋白E	H 354.38	1.31-165.30IU/ml

图 1-4-4　患者血清免疫球蛋白

（2）影像学检查：肝胆 B 超提示（图 1-4-5）：①肝内胆管扩张，肝回声增粗不均；②胆囊肿大，胆囊内胆泥淤积，胆囊多发息肉，胆囊炎；③脾形态大小正常。

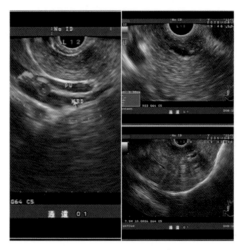

图 1-4-5　肝胆 B 超

胸片提示心肺膈未见明显异常（图 1-4-6）。

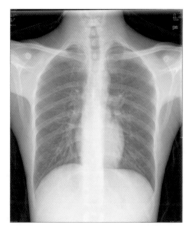

图 1-4-6　胸片提示心肺膈未见明显异常

超声内镜检查（EUS）提示：内镜下见十二指肠黏膜无殊。肝门部胆管内径约 0.34 cm，胆管壁稍增厚。肝内胆管扩张，部分胆管壁增厚。胆管内多处见团块状或短条索状中等偏高回声团，无明显后方声影，似活动。胆总管下段显示无殊。胰腺实质回声均匀，胰管显示无扩张。诊断：①胆管炎；②胆管腔内异常回声团，性质待定。

增强 CT（图 1-4-7）。增强 CT 考虑肝内多发低密度灶，界清，无强化；肝内外胆管扩张，胆总管壁强化；胆囊饱满，局部小结节。

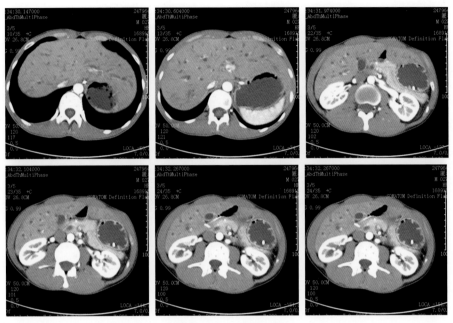

图 1-4-7　增强 CT

MRI 提示（图 1-4-8）：肝内胆管扩张伴炎性改变，肝门区胆管狭窄；胆囊内见可疑小结石。

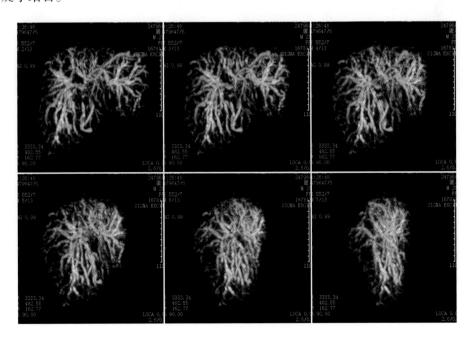

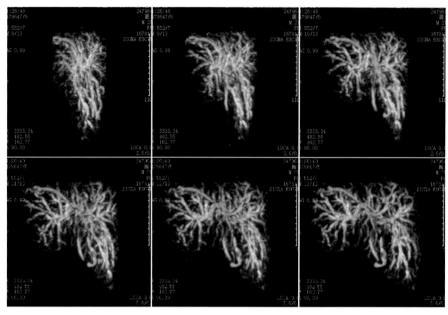

图 1-4-8　MRI

4. 诊治过程　ERCP 治疗（图 1-4-9～图 1-4-15）。

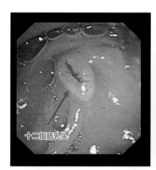

图 1-4-9　十二指肠乳头

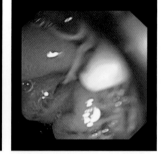

图 1-4-10　ERCP 插管成功

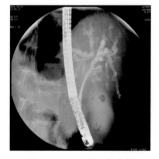

图 1-4-11　胆道造影

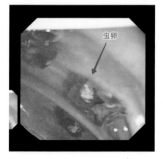

图 1-4-12　胆道内取出虫卵（十二指肠降部所见）

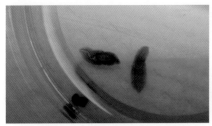
图 1-4-13　鼻胆管引流出成虫

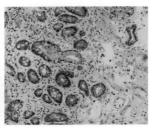
图 1-4-14　病理 1

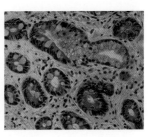
图 1-4-15　病理 2

治疗用药：①阿苯达唑片，一天 2 次，每次 0.2 g，口服，共 7 天。②吡喹酮片，一天 3 次，一次 5 片，共 3 天 25 mg/(kg·次)，1 个月阴转率 90%。

5. **治疗结果**　①胆汁找虫卵（-）；②血常规：嗜酸性粒细胞 $0.5 \times 10^9/L$；③肝功能：ALP、GGT 恢复正常。

6. **随访预后**　见图 1-4-16、图 1-4-17。

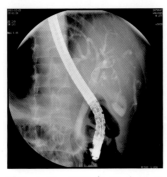
图 1-4-16　2012 年 12 月 23 日复查 ERCP

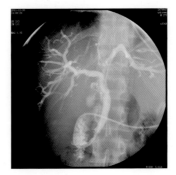
图 1-4-17　2012 年 12 月 28 日复查 ERCP

7. **最终诊断**　①华支睾吸虫感染；②华支睾吸虫病；③继发性硬化性胆管炎。

8. **本例思考**

（1）平时临床疾病诊断中，寄生虫感染易被忽视，像该患者肝内胆管的表现，更易想到硬化性胆管炎等疾病。

（2）因 B 超、CT、MRI 结果无明显胆总管发现，所以超声内镜检查是必要的。

（3）ERCP 胆管引流液的观察及进一步检查是确诊的关键，单靠大便及十二指肠液找虫卵来明确诊断难度较大。

三、专家点评

华支睾吸虫引起的胆管炎在我国某些地区比较常见，但是在其他大部分地区较为少见。本病例提供了该种疾病的各种图片资料（影像学、内镜、病理检查及肉眼观），具有较大的临床参考价值，可以提高临床医师对该病的进一步认识。

点评专家：丁震

第五节

"复发"胆总管结石 1 例

——赵凤庆　嘉兴市第一医院肝胆胰外科主任医师
——李皇保　嘉兴市第一医院肝胆胰外科副主任医师

一、病史

1. **患者一般情况**　男性，61 岁。

2. **主诉**　因"右上腹痛 20 天"于 2020 年 12 月 10 日入院。

3. **现病史**　2020 年 11 月 26 日，当地医院 CT 检查提示（图 1-5-1）：肝内外胆管轻度扩张，胆囊未见，胆总管下端小结节状致密影。

2020 年 12 月 7 日 血 常 规：WBC 9.38×10^9/L，N% 77.0%，HGB 138 g/L，PLT 191×10^9/L。

2020 年 12 月 8 日生化分析：TBil 9.9 μmol/L，DBil 4.5 μmol/L，ALT 11 U/L，AST 15 U/L，ALP 76 U/L，GGT 37 U/L，TBA 7.1 μmol/L，血清总蛋白 TP 72.9 g/L，ALB 46.0 g/L，CRP 82.5 mg/L。

2020 年 12 月 8 日，AMS 46 U/L。

4. **既往史**　有"高血压"病史 6 年余，平素口服厄贝沙坦片，一天 1 次，每次 2 片，自诉血压控制情况尚可。

2020 年 4 月 27 日，在当地医院行腹腔镜下胆总管切开取石 + 胆囊切除术 + 胆囊十二指肠瘘修补术 + 胆道镜检查 +T 管引流。

2020 年 7 月 17 日，因"胆总管结石、T 管引流术后"在本院行 ERCP 取石。

个人史、家族史无殊。

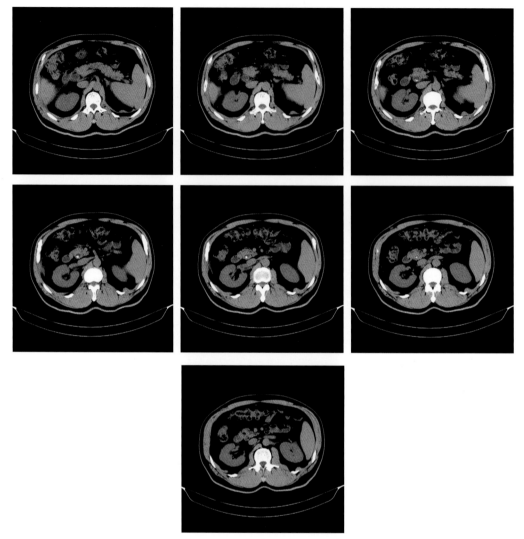

图 1-5-1　当地医院 CT 检查
见胆总管下端小结节状致密影

二、入院治疗

1. **入院查体**　皮肤、巩膜无黄染，腹软，右上腹轻压痛。

2. **入院诊断**　胆总管结石？

3. **入院后辅助检查**　2020 年 12 月 11 日，本院胸腹部 CT 提示（图 1-5-2）：升结肠外后缘见大小约 4.2 cm×3.7 cm 团块状软组织密度影，内部密度不均，见液性密度影，边界模糊，周围腹膜增厚，脂肪间隙模糊。肝硬化征象，肝右叶钙化灶。脾肿大。胆总管下段结石伴胆管扩张。胆囊未见。

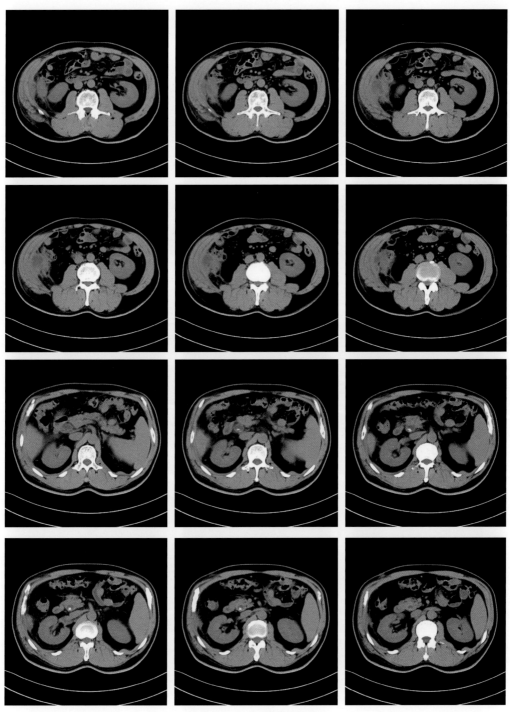

图 1-5-2　胸腹部 CT

4. 诊治过程　患者曾因"咳嗽气促半月"于 2020 年 7 月 10 日入住呼吸内科。
入院半月前，患者出现咳嗽气促的情况，活动后明显。因"胆道术后 2 个月，发现胆总管结石"于 2020 年 6 月 25 日—7 月 10 日住当地医院外科，入住后出现发热，检查后发现胸腔积液、肝内胆管结石、肝脓肿（图 1-5-3）。介入科会诊后予肝脓肿穿刺，抽出脓液，并予抗感染治疗，后转消化科拟行 ERCP 取石，因患者胸闷气促明显，故转来我院。

2020 年 6 月 25 日，当地医院 MRCP 提示：胆总管 T 管引流术后，胆总管下段结石伴肝内外胆管不同程度扩张；肝左叶局部肝内胆管断续显影，不除外结石可能；肝右叶病灶，考虑肝脓肿可能大，建议 MR 增强检查；腹腔少许积液。附见：右侧胸腔少量积液。

2020 年 7 月 12 日，右侧背部 B 超定位后行胸腔闭式引流术，引流出 500 mL 黄色浑浊胸水后拔除引流管。

肝胆外科会诊，建议转科行 ERCP 手术（图 1-5-4）。

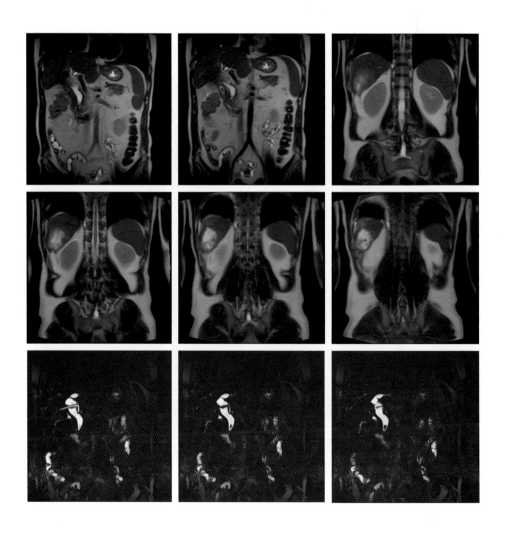

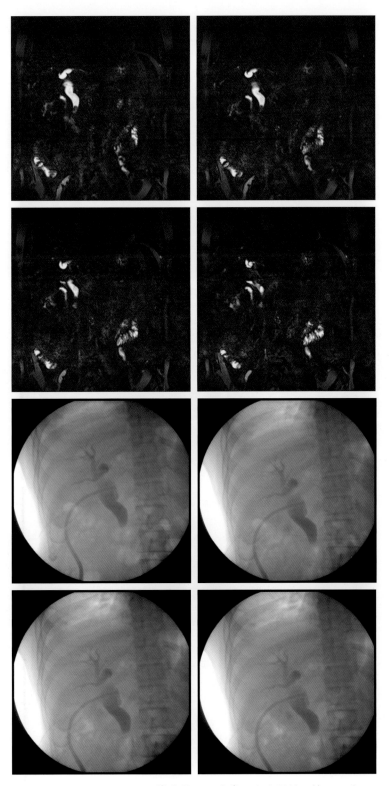

图 1-5-3　当地医院 T 管造影，胆总管下端造影剂不排入肠道

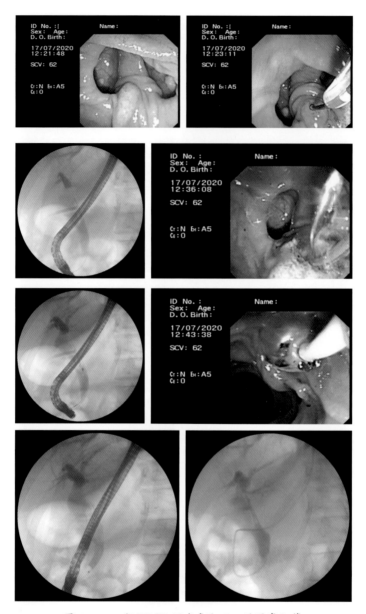

图 1-5-4 行 ERCP 下球囊取石，放置鼻胆管

患者胃窦部、十二指肠球部可见散在糜烂；十二指肠降部找见主乳头，乳头无明显肿大，左右上方可见憩室，乳头开口呈颗粒状；导丝引导下插管，导丝入胰管 1 次，调整方向后导丝成功入胆管，低压稀释造影剂造影显示：胆总管内径扩张，约 16 mm，可见造影剂经 T 管排出；夹闭 T 管后再造影，见胆总管下端充盈缺损。行 Oddi 括约肌中切开，约 8 mm，无明显渗血。用取石网篮及取石球囊分次取出多枚大小不等的疏松结石，之后取石网篮未再取出结石，取石球囊清扫出少量胆泥。再造影显示：胆总管内未见明显充盈缺损。置鼻胆管于肝门部胆管内。

（1）ERCP 术后处理。

禁食、抑酸、抑酶、鼻胆管引流。

继续使用哌拉西林钠 - 他唑巴坦钠针 4.5 g，静脉滴注，每 8 小时一次抗感染治疗。

术后第一天鼻胆管引流胆汁样液体 200 mL，T 管引流胆汁样液体 300 mL。

术后第二天夹闭 T 管，鼻胆管引流胆汁样液体 350 mL。

术后第三天 T 管夹闭中，鼻胆管引流胆汁样液体 550 mL，2020 年 7 月 20 日拔除 T 管。

（2）ERCP 术后复查。

2020 年 7 月 17 日血常规：WBC 5.47×10^9/L，N% 83.7%，HGB 99 g/L（2020 年 7 月 11 日 HGB 102 g/L），PLT 178×10^9/L。

2020 年 7 月 17 日，AMS 131 U/L。

2020 年 7 月 18 日血常规：WBC 3.67×10^9/L，N% 74.9%，HGB 105 g/L，PLT 186×10^9/L。

2020 年 7 月 18 日生化分析：TBil 10.0 μmol/L，DBil 6.0 μmol/L，ALT 135 U/L，AST 89 U/L，ALP 151 U/L，GGT 117 U/L，胆汁酸（BA）2.9 μmol/L。

2020 年 7 月 18 日，AMS 82 U/L。

2020 年 7 月 21 日，鼻胆管造影（图 1-5-5）。

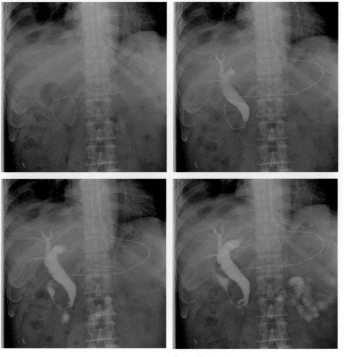

图 1-5-5　鼻胆管造影

2020 年 12 月 11 日，行 ERCP 治疗（图 1-5-6）。

胆总管内径扩张，约 16 mm，见胆总管下端充盈缺损，呈长条形。

用取石网篮取石，取出 2 枚可吸收夹（hem-o-lok 夹）及多枚大小不一的结石碎片、泥沙样结石。

取石网篮未再取出结石，再次造影显示胆总管内未见明显充盈缺损。置鼻胆管于肝门部胆管内（图 1-5-7）。

5. **追溯病史**　患者 2020 年 4 月 24 日曾于当地医院行 MRCP（图 1-5-8）。2020年 4 月 27 日，在当地医院行腹腔镜下胆总管切开取石 + 胆囊切除术 + 胆囊十二指肠瘘修补术 + 胆道镜检查 +T 管引流术。术见：①胆总管下段结石伴肝内外胆管扩张；②肝内小囊性灶，胆囊未见；③十二指肠降段憩室。

2020 年 4 月 27 日当地医院手术记录：

（1）手术时间为 2020 年 4 月 27 日 11 点 07 分至 15 点 40 分。

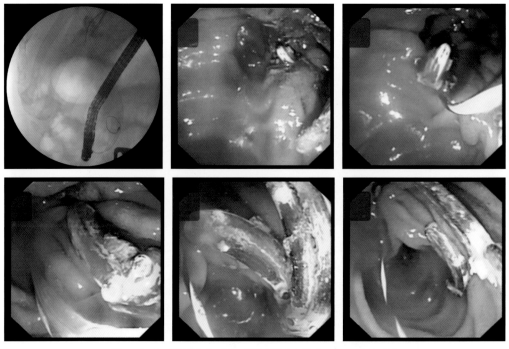

图 1-5-6　ERCP 成功取"结石"（2 枚 hem-o-lok 夹）

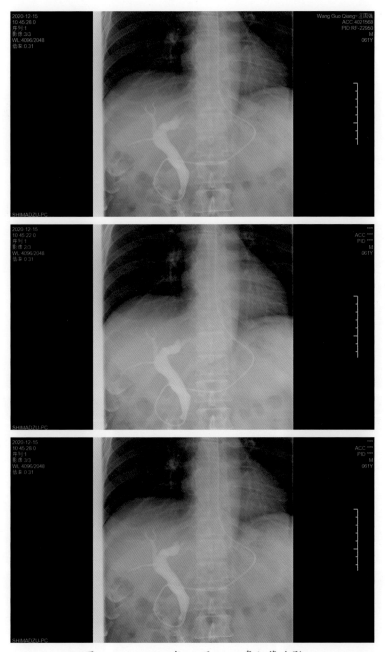

图 1-5-7　2020 年 12 月 15 日鼻胆管造影

（2）测得右上腹网膜包绕胆囊并与右肝下缘粘连，分离粘连后见胆囊萎缩，大小约 1.0 cm×2.0 cm×3.0 cm。

（3）探查见胆囊管扩张不明显，残端用 3-0 倒刺线连续缝合，再用一次性结扎夹夹闭两道。

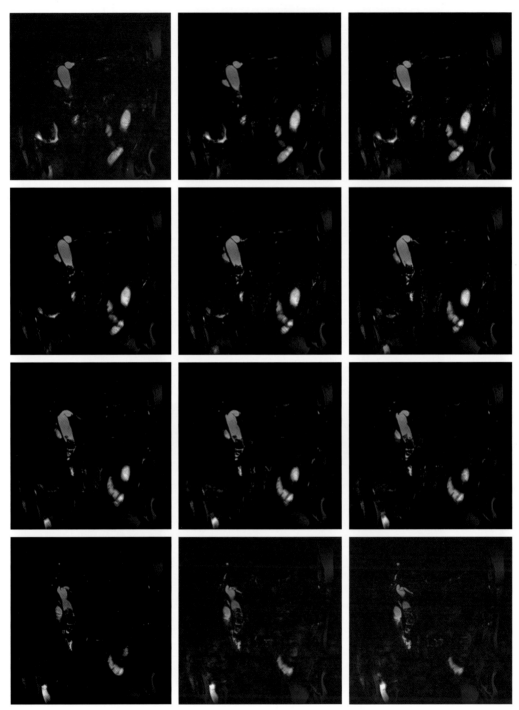

图 1-5-8　2020 年 4 月 24 日当地医院 MRCP 提示胆总管下端结石

（4）胆道镜探查，见胆总管内壁充血。

（5）胆囊体部与十二指肠球部粘连处基本融合，考虑内瘘可能；沿胆囊与十二指肠粘连周围 1.0 cm 处剖开胆囊壁，见胆囊壁增厚明显，仔细观察粘连处，胆囊内壁黏膜见一小孔，直径约 1.0 cm，经此孔探入分离钳，见分离钳进入十二指肠肠腔，确诊为内瘘形成。

行 ERCP 治疗，手术过程见"4. 诊治过程"。

6. **治疗结果**　成功取出胆总管内 2 枚移位的 hem-o-lok 夹。

7. **最终诊断**　hem-o-lok 夹移位。

8. **本例思考**　无。

三、专家点评

本例患者 hem-o-lok 夹移位时间：术后 2 个月？或术后 7 个月？

对于 hem-o-lok 夹移位的预防和处理：①合理使用 hem-o-lok 夹。②对于移位入胆总管内的夹子，首选 ERCP 处理。

胆总管结石复发是临床上常见的问题。有研究报道，胆总管扩张直径大于 15 mm、肝胰壶腹周围憩室是胆总管结石复发的危险因素。结合此病例，患者胆总管直径 16 mm，乳头上方 2 枚憩室，有结石复发的高危因素。此病例两次 ERCP 手术操作过程顺利，均顺利取出结石，操作规范。第一次取石 4 个月后胆总管结石复发；第二次取石成功，取出胆总管内 2 枚移位的 hem-o-lok 夹，胆管内异物是此病例短期内复发的主要因素。此病例具有良好的临床借鉴意义，对于复发性胆总管结石，建议行经口胆道镜观察胆管内情况，除外胆管内异物。

点评专家：陈卫刚

第六节
肝脓肿伴胆道感染 1 例
——董金良　浙江省舟山医院主任医师

一、病史

1. **患者一般情况**　男性，68 岁。

2. **主诉**　因"发热 10 天"于 2021 年 9 月 8 日入院。

3. **现病史**　患者 10 天前突然发热，T 38.9℃，无畏寒、寒战，无腹痛等不适，在当地医院抗感染治疗 3 天，效果不佳，后来我院住院治疗。检查：WBC 7.8×10^9/L，ALT 25 U/L，AST 45 U/L。CT 未见明显异常（图 1-6-1）。

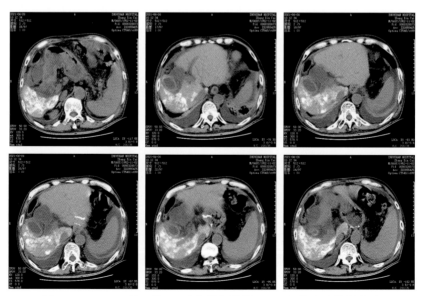

图 1-6-1　2021 年 6 月 26 日上腹部增强 CT，未见明显异常表现

4. 既往史　2018 年 10 月 31 日，在上海某医院行肝癌切除术（Ⅵ段），术后在我院行 5 次肝动脉插管化疗栓塞术（TACE）。2021 年 6 月 16 日，末次 TACE 治疗后出现发热，于当地医院抗感染治疗。

二、入院治疗

1. 入院查体　巩膜不黄，心、肺无特殊，腹部软，无压痛，肝区无叩痛。

2. 入院诊断　①胆总管狭窄；②十二指肠憩室。

3. 入院后辅助检查　2021 年 9 月 9 日，上腹部 CT 平扫（图 1-6-2），见肝脓肿形成，胆总管高密度影。

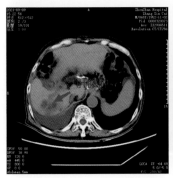 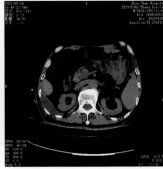 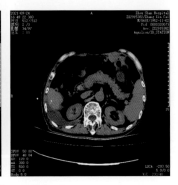

图 1-6-2　2021 年 9 月 9 日入院后上腹部 CT 平扫

4. 诊治过程

（1）2021 年 9 月 13 日，行肝脓肿穿刺引流术。2 天后经皮肝穿刺胆道引流术（PTCD）管持续引流胆汁，胆红素轻度升高。

（2）2021 年 9 月 16 日，行 PTCD（图 1-6-3），造影发现肝脓肿与胆道相通，胆总管中上段可见条片状充盈缺损，考虑血凝块或坏死组织，会诊建议行 ERCP。

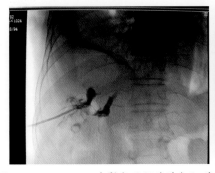 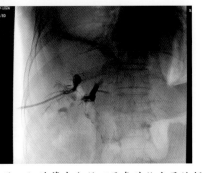

图 1-6-3　PTCD 造影发现肝脓肿与胆道相通，胆总管中上段可见条片状充盈缺损

（3）2021 年 9 月 28 日，行 ERCP，插管成功后乳头小切开，扩张至 10 mm，取出部分结石及 1.0 cm×3.0 cm 止血纱布（图 1-6-4）。

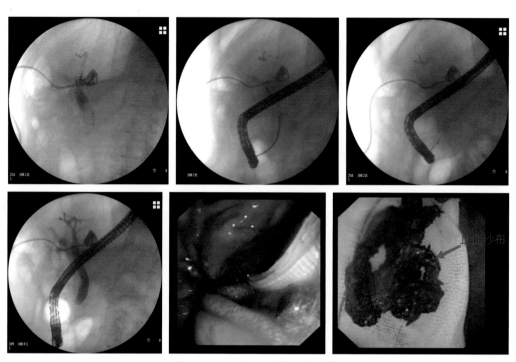

图 1-6-4　ERCP 取出止血纱布

5. 治疗结果　见图 1-6-5。

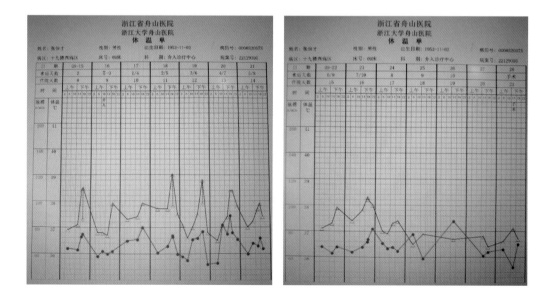

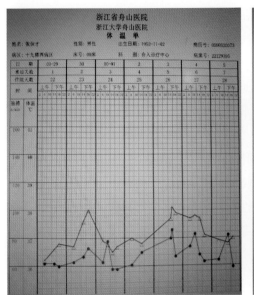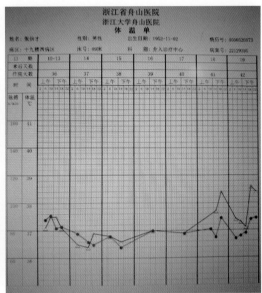

图 1-6-5　ERCP 术后患者体温逐渐恢复正常

6. 随访预后　出院后患者体温一直正常。2021 年 12 月 12 日，来我院门诊复查，白细胞、肝功能等均正常。

7. 最终诊断　①胆总管异物（止血纱布）；②肝脓肿。

8. 本例思考

（1）肝脓肿形成原因：介入？胆道梗阻？

（2）穿刺引流时间。

（3）引流液先脓液、后胆汁的原因。

（4）止血纱布如何进入胆总管的。

三、专家点评

该病例较为罕见。术前通过经皮经肝胆道引流造影，提示胆道内充盈缺损，因此行 ERCP 手术是非常正确的选择。

ERCP 术中取出较多胆道内容物，包括纱布及结石，可以解释术前 CT 所见的胆道内高密度结构。通过 ERCP 术，患者确诊为胆管结石、胆道异物，同时获得了有效的治疗。

TACE 和胆道泥沙样结石均可引起胆道感染，严重的可能出现肝脓肿。该病例中，TACE 和胆道结石均有可能是肝脓肿形成的原因，但胆道结石可能是主要因素。

（1）技术方面：该例 ERCP 手术，术前与术后的 X 线对比明显，成功地取出胆道内容物后，胆道充盈良好、通畅，很好地解决了梗阻的问题。从内镜图像上看，取出的内容物较多，手术难度较大。

行 ERCP 前充分利用经皮经肝胆道引流通道，先行胆道造影，可使医师在 ERCP 术前获得重要的胆道内信息，有助于后续手术的顺利进行。取石前对十二指肠乳头的处理方法是小切开 + 柱状球囊扩张（未超过 10 mm），在胆道梗阻性质未明确的情况下，这样的处理十分合理，既有助于取出异物，又可以部分保留括约肌功能。

（2）临床借鉴意义：该病例展示了一个较为罕见的胆道梗阻原因，提示我们对于不明原因的胆道梗阻，详细采集病史的重要性。对患者特殊疾病史、手术史等既往史的详细了解，有助于我们在进行 ERCP 术前考虑到少见病因的可能性，让 ERCP 手术更有目的性。

点评专家：孙明军

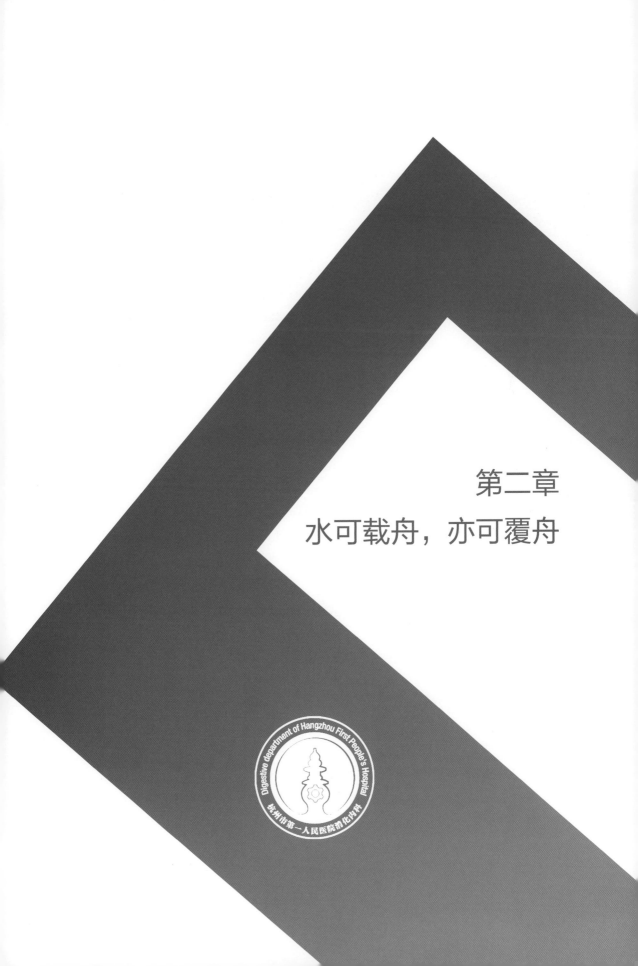

第二章

水可载舟，亦可覆舟

第一节

ERCP 术后迟发性出血 1 例

——于贤金　浙江医院消化内科主治医师

一、病史

1. **患者一般情况**　男性，87 岁。

2. **主诉**　上腹痛 1 周。

3. **现病史**　患者 1 周前无明显诱因下出现上腹持续性胀痛，不剧，无畏寒、发热，无恶心、呕吐，无皮肤黄、尿黄等，未引起重视及就诊。病发后患者腹痛持续存在，并逐渐加剧，遂至我院急诊。查腹部 CT 提示：胆总管及肝内胆管扩张，胆总管下段结石待排。为进一步诊治，拟"胆总管结石"收治入院。

4. **既往史**　①高血压病 2 年；②胆囊结石 2 年（未治疗）；③左肾恶性肿瘤术后 2 年。

5. **既往内镜诊治经过**　无。

二、入院治疗

1. **入院查体**　皮肤、巩膜无黄染，腹软，剑突下有压痛，无反跳痛。

2. **入院诊断**　胆总管结石。

3. **入院后辅助检查**　血常规：WBC 1.7×10^9/L，N% 32.3%，HGB 125 g/L，CRP 0.4 mg/L。肝功能：TBil 14.66 μmol/L，DBil 10.03 μmol/L，ALT 37 U/L，AST 18 U/L，GGT 62 U/L，ALP 95 U/L。

MRCP 提示（图 2-1-1）：胆总管下段结石。

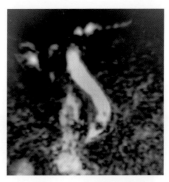

图 2-1-1　MRCP 检查

4. 诊治过程

（1）排除禁忌后行 ERCP 治疗（图 2-1-2）：内镜下十二指肠乳头括约肌切开术（EST）＋内镜下十二指肠乳头括约肌气囊扩张术（EPBD）＋网篮及球囊取石。观察乳头切缘顶端有渗血，采用 1：10000 肾上腺素黏膜下注射＋钛夹止血，观察无渗血后置入鼻胆管。

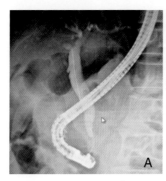 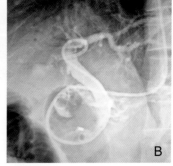

图 2-1-2　ERCP 治疗

（2）术后第 1 天，患者上腹稍有胀痛；排便 1 次，粪便棕黄色；鼻胆管引流袋内胆汁呈黄褐色。完善血常规检测：WBC 10.9×10^9/L，N% 85.2%，HGB 126 g/L，CRP 3.4 mg/L。生化检测：肝酶、胆红素正常，AMS 825 U/L。不排除术后胰腺炎，予禁食，加用生长抑素治疗。

术后第 2 天，患者上腹稍有胀痛，性质同前；排黑色糊状便 3 次；鼻胆管引流袋内胆汁呈黄褐色，底部少许血凝块。完善血常规检测：WBC 7.2×10^9/L，N% 79.6%，HGB 115 g/L，CRP 3.03 mg/L。生化检测：肝酶、胆红素正常，AMS 1092 U/L。凝血功能正常。粪便常规检测：棕色便，隐血阳性。考虑术后出血，予加用凝血酶粉口服＋1：10000 去甲肾上腺素口服及鼻胆管冲洗。

术后第 3 天，患者腹痛好转；排暗红色血便 2 次。完善血常规检测：WBC 6.7×10⁹/L，N% 75.4%，HGB 102 g/L，CRP 3.03 mg/L。生化检测：肝酶胆红素正常，AMS 434 U/L。凝血功能正常。予输白蛋白 + 急诊内镜止血（如图 2-1-3，切缘上方活动性渗血，热凝 + 钛夹止血）。

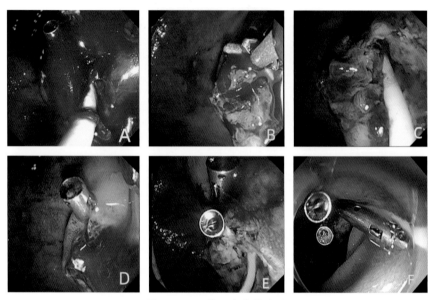

图 2-1-3　第一次内镜止血

术后第 4 天，患者无明显腹痛，排黑色水样便 2 次。完善血常规检测：WBC 5.1×10⁹/L，N% 66.7%，HGB 86 g/L，CRP 11.51 mg/L。生化检测：肝酶、胆红素、AMS 均正常。凝血功能正常。予输红细胞 + 再次急诊内镜（如图 2-1-4，切缘下方血凝块附着，冲洗后少许渗血，钛夹止血）。

5. 治疗结果　患者无腹痛，止血后第 3 天粪便转黄，血常规提示 HGB 98 g/L，顺利出院。

6. 随访预后　未随访。

7. 最终诊断　①胆总管结石；② ERCP 术后出血；③ ERCP 术后胰腺炎。

8. 本例思考　ERCP 术后迟发性出血并不罕见。本例患者有高龄、术中出血等危险因素，术后应密切关注其出血情况，及时内镜下止血治疗。第一次观察出血位置在左上切缘，而第二次则在下切缘，故考虑第一次止血未充分暴露完整切缘，遗漏了下切缘出血点。反思在第一次止血中，可拔除鼻胆管，充分暴露切缘，操作结束后可间隔 10～20 分钟再次进镜观察止血效果，如此可避免第二次止血操作。

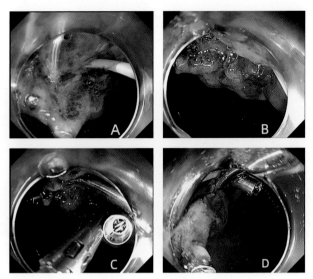

图 2-1-4　第二次内镜止血

三、专家点评

ERCP 术后出血、胰腺炎是 ERCP 常见的并发症。此患者为 87 岁高龄胆总管结石患者，手术操作顺利，并取出结石。患者取石完成后乳头仍有渗血，术后出血风险较高。虽然当时进行了止血，但术后仍然出现迟发性出血。第一次内镜下止血后仍然有出血，于第 2 天再次进行了内镜下止血并成功。根据此患者的诊疗过程，可以看出术者 ERCP 技术娴熟，水平较高。十二指肠镜钛夹止血操作相对困难，技术要求较高，需充分暴露出血点，并准确夹闭，这需要术者在平时的 ERCP 操作中加强练习。此患者术前 WBC $1.7 \times 10^9/L$，明显偏低，建议血液科会诊，排除血液系统疾病。此患者的诊治过程有一定的临床借鉴意义，如 ERCP 术中出血，要充分止血。一旦发现迟发性出血，应尽早行内镜下止血。

点评专家：陈卫刚

胆道恶性梗阻金属支架术后短期再梗阻 1 例

—— 洪波　象山县第一人民医院副主任医师

一、病史

1. 患者一般情况　女性，76 岁。

2. 主诉　因"尿黄 1 月余"于 2020 年 10 月 8 日入院。

3. 现病史　无诱因下出现尿黄，渐感皮肤瘙痒，伴食欲减退、消瘦，无腹痛、腹胀，无腹泻、腰背部酸胀，无畏寒、发热及盗汗，无进食哽咽等其他不适。曾查肝、肾功能：ALT 337 U/L，AST 288 U/L，TBil 130.60 μmol/L，DBil 73.90 μmol/L，AKP 450 U/L，GGT 955.400 U/L。上腹部增强 MRI：①胰头恶性肿瘤（以胰腺癌可能性大）伴肝内外胆管、胆囊不全梗阻考虑；②肝脏多发囊肿；③双肾囊肿。

4. 既往史　有 2 型糖尿病、高血压、房颤病史，20 年前左乳腺肿瘤行手术治疗。

5. 既往内镜诊治经过　无。

二、入院治疗

1. 入院查体　血压、脉搏、体温稳定。神志清，精神尚可。全身皮肤、巩膜重度黄染，浅表淋巴结未及肿大，心律绝对不齐，肺部无殊。腹平软，无压痛、反跳痛，全腹未扪及包块，肝脾未及，墨菲征（−），移动性浊音（−），肝脾区叩击痛（−），肠鸣音 4 次 / 分。双下肢无浮肿。

2. 入院诊断　①恶性梗阻性黄疸；②胰腺恶性肿瘤；③ 2 型糖尿病；④房颤；⑤高血压。

3. 入院后辅助检查

（1）血肿瘤系列：CA19-9 46.9 U/mL，癌胚抗原（CEA）7.0 ng/mL（罗氏 e602）。

（2）血常规：WBC 6.62×10^9/L，HGB 98 g/L，PCV 26.7%。

（3）肝肾功能：ALT 46 U/L，AST 147 U/L，TBil 419.5 μmol/L，DBil 330.6 μmol/L，ALP 522 U/L，GGT 972 U/L，TBA 52 μmol/L，CRP 16.1 mg/L。

（4）胸部 CT 平扫提示（图 2-2-1）：两肺多发结节灶，对比 2020 年 1 月 16 日 CT 部分病灶增大，考虑转移性肿瘤；心脏增大；左乳缺失。

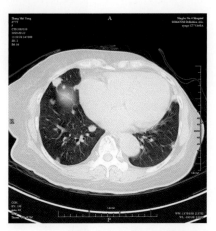

图 2-2-1 两肺多发结节灶（转移灶）

（5）MRCP 提示（图 2-2-2）：①胆胰管胰头部梗阻；②肝内外胆管；③胰管扩张；④考虑胰头肿瘤；⑤肝脏多发囊肿；⑥胆囊明显饱满；⑦两肾多发小囊肿。

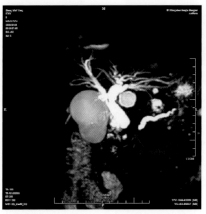

图 2-2-2 胆胰管胰头部梗阻，肝内外胆管，胰管扩张

4. 诊治过程　患者拒绝外科手术，要求内镜下姑息性治疗。排除 ERCP 禁忌后，行内镜下逆行性胰胆管造影术（ERC）＋内镜下胆管金属支架置入术（EMBE）＋内镜下逆行胰管引流术（ERPD）（如图 2-2-3～图 2-2-6，术中胆管置入 8 cm×10 mm 非覆膜胆道支架＋胰管置入 5 Fr×5 cm 单猪尾胰管支架）。术后辅以禁食、监测生命体征，监测术后 3 小时、24 小时血清淀粉酶，抗感染，低分子肝素抗凝，护肝，补液支持治疗。

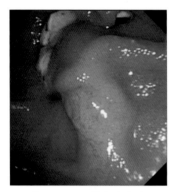

图 2-2-3　憩室旁乳头

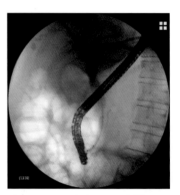

图 2-2-4　造影见胆总管下端截断

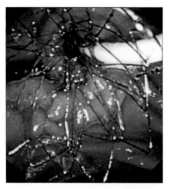

图 2-2-5　胆道金属支架＋胰管塑料支架置入

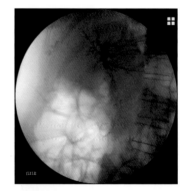

图 2-2-6　支架置入后胆管造影剂基本排空

术后第 4 天，患者出现持续性上腹胀痛，伴发热，最高 T 39.0℃，无畏寒、寒战，无咳嗽、胸闷。查体：急性病容，皮肤、巩膜黄染较前减退；腹平软，上腹压痛，无反跳痛，肝区叩击痛（+），墨菲征（+），B 超见图 2-2-7。

（1）复查肝功能：ALT 172 U/L，AST 450 U/L，TBil 192.9 μmol/L，DBil 111.1 μmol/L，TBA 493 μmol/L。

（2）血常规：WBC 11.29×10^9/L，PLT 329×10^9/L，N% 91.0%，CRP 30.1 mg/L。

综合上述检查结果后调整治疗方案：抗生素升级、加强补液及支持治疗。

术后第 6 天，患者症状未见明显好转，治疗方案再次调整：经皮经肝胆囊穿刺引流术（PTGD），补充白蛋白，继续抗感染、护肝以及对症支持治疗。

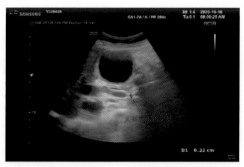

图 2-2-7　B 超见胆道支架中段受压变窄，
胆囊肿大，胆囊壁水肿、毛糙

PTGD 术后，患者症状明显好转，术后第 11 天复查肝功能：ALT 100 U/L，AST 92 U/L，TBil 125.9 μmol/L，DBil 102.0 μmol/L，ALP 532 U/L，GGT 457 U/L。血常规：WBC 9.74×10^9/L，N% 68.7%，CRP 46.7 mg/L。

术后第 12 天，再次行 ERCP+ 胆道球囊清理术（图 2-2-8、图 2-2-9），术中造影显示胆总管支架通畅。

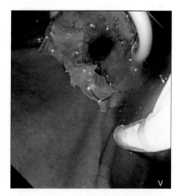 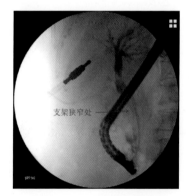

图 2-2-8　支架远端食糜嵌顿　　　　　图 2-2-9　支架狭窄处

5. **治疗结果**　第二次 ERCP 术后，患者病情稳定，无腹痛、发热，复查血常规未见异常。复查肝功能：TBil 87.1 μmol/L，DBil 66.3 μmol/L，ALP 291 U/L，GGT 183 U/L，TBA 2 μmol/L，CRP 55.0 mg/L。患者病情好转后出院。

6. **随访预后**　出院 2 周后拔除胆囊引流管。术后 9 个月，患者再次出现梗阻性黄疸，再次入院行 ERCP+ 胆道球囊清理 +EMBE，术后黄疸消退。

7. **最终诊断**　①恶性梗阻性黄疸伴胆管炎、胆囊炎；②胰腺恶性肿瘤；③ 2 型糖尿病；④房颤；⑤高血压。

8. 本例思考

（1）胆管金属支架在置入48小时内达到完全或近乎完全张开，但对于部分肿瘤侵犯胆管，在置入金属支架前可考虑利用扩张探条扩张狭窄段后再置入，以利于引流。

（2）胆囊未切除者，ERCP术后需注意术后胆囊炎，尤其对于肿瘤、糖尿病、免疫力低下的人群，术前、术后需加强抗感染，并发中重度胆囊炎时需及时胆囊引流。

（3）对于胆总管下端恶性狭窄病例，选择裸支架还是覆膜支架，各有利弊。

三、专家点评

这个病例是非常有意义的病例，以下两点供大家参考：

（1）EMBE术后出现急性胆囊炎发作的有病例报道，但都是胆管置入覆膜金属支架后出现。过去认为，胆管置入非覆膜金属支架一般不会出现术后急性胆囊炎发作，但本病例是例外，说明对于胆囊引流不畅的高危病例，胆管置入非覆膜金属支架也可能会造成急性胆囊炎发作。

（2）在这些存在胆囊引流不通风险的病例中，需要置入胆管金属支架时，可以考虑同时置入胆囊支架，以预防术后急性胆囊炎的发生。

点评专家：王拥军

乳头开窗术后迟发性出血 1 例

——洪波　象山县第一人民医院副主任医师

一、病史

1. **患者一般情况**　男性，75 岁。

2. **主诉**　因"持续性中上腹痛伴恶心呕吐 22 小时"于 2020 年 9 月 29 日入院。

3. **现病史**　无诱因下出现持续性上腹部胀痛，较剧，并放射至后背部，抱膝位可稍缓解，同时伴频繁恶心、呕吐，呕吐后上腹部疼痛无缓解，无畏寒、寒战及发热，无皮肤、巩膜发黄等其他不适。当地医院全腹部 CT 平扫示：①急性胰腺炎考虑；②胆总管下段十二指肠乳头部结石，急性胆囊炎考虑，附见：胸腔积液。

4. **既往史**　有肺癌手术史，高血压病史 10 年余。

5. **既往内镜诊治经过**　无。

二、入院治疗

1. **入院查体**　T 37.7℃，BP 160/90 mmHg，R 19 次 / 分，P 102 次 / 分，体重指数（BMI）29。神志清，精神软，急性病容，痛苦貌；全身皮肤、巩膜无黄染。浅表淋巴结未及肿大。心、肺无殊；腹平软，中上腹压痛，无反跳痛，全腹未扪及包块，肝脾未及，墨菲征（+），肝区叩击痛（+），移动性浊音（-），肠鸣音未闻及。双下肢无浮肿。

2. **入院诊断**　①急性胰腺炎（胆源性，程度待定）；②胆总管结石；③急性胆囊炎。

3. 入院后辅助检查

（1）血气分析：pH 值 7.41，二氧化碳分压（PCO_2）43.7 mmHg，氧分压（PO_2）67.0 mmHg，血氧饱和度（SaO_2）90.5%。

（2）凝血全套：D- 二聚体（D-Dimer）1831.0 μg/L，血浆凝血酶原时间（PT）12.8 秒。

（3）血常规：WBC 22.14×10^9/L，N% 91.5%，HGB 158 g/L。

（4）血生化：ALT 61 U/L，AST 45 U/L，ALB 38.8 g/L，TBil 33.6 μmol/L，DBil 21.3 μmol/L，GGT 184 U/L。

4. **诊治过程**　入院后补液、抗感染、护肝、抑酸、抑酶及营养支持治疗。胆总管下段结石嵌顿、胆源性胰腺炎，存在急诊 ERCP 治疗指征。排除内镜下治疗禁忌，拟行急诊 ERCP+ 内镜下鼻胆管引流术（ENBD）+EST+ 取石术（图 2-3-1～图 2-3-4）。无甾体类药物使用禁忌，术前以消炎痛栓（100 mg）纳肛。术前镇静：盐酸哌替啶 25 mg 肌内注射 + 安定注射液 10 mg，肌内注射。

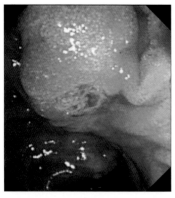

图 2-3-1　乳头肿胀、下垂（插管困难）

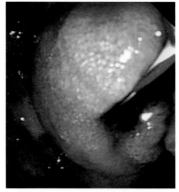

图 2-3-2　针状刀点状开窗置入导丝

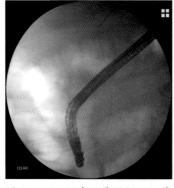

图 2-3-3　开窗后导丝插入胆管

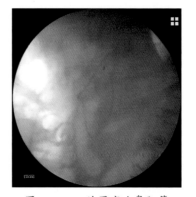

图 2-3-4　放置弯头鼻胆管

术后禁食、吸氧，监测生命体征、血氧饱和度、尿量、胆汁引流量；继续补液、抗感染、护肝、抑酸、抑酶及营养支持治疗。

术后第 1 天，腹部胀痛较前缓解，无畏寒发热。查体：皮肤、巩膜无黄染。腹平软，中上腹压痛较前减轻。复查血气分析：pH 值 7.44，PCO_2 45.3 mmHg，PO_2 62 mmHg；血生化：TBil 17.6 μ mol/L，DBil 6.0 μ mol/L，GGT 121 U/L，CRP 71.5 mg/L。血常规：WBC 16.61×10^9/L，N% 89.8%，HGB 148 g/L。

术后第 3 天，鼻胆管引流液出现暗红色血性胆汁，并解柏油样便 2 次，量约 400 g。当日复查血常规：HGB 110 g/L，PCV 30.5%。考虑 EST 后迟发性出血，且 HGB 较前下降 20 g/L，存在内镜下止血干预指征，再次急诊行 ERCP 治疗。完成逆行性胆管造影 + 乳头球囊扩张 + 胆总管清理取石 + 乳头出血电凝及钛夹止血 + 鼻胆管置入术（图 2-3-5～图 2-3-11）。

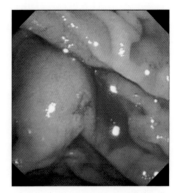

图 2-3-5 乳头周围见鲜红色血迹

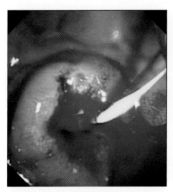

图 2-3-6 置入胆管导丝，见开窗口活动性渗血

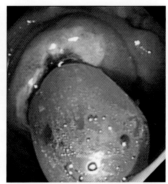

图 2-3-7 局部电凝止血效果不佳后柱状球囊扩张

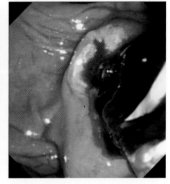

图 2-3-8 扩张后见大量血凝块溢出

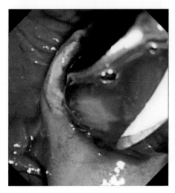

图 2-3-9 取石网篮清理血凝块及胆管结石

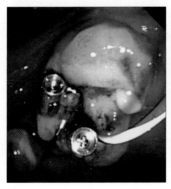

图 2-3-10 电凝处理创面及钛夹钳夹可疑出血点

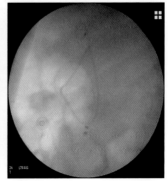

图 2-3-11 置入弯头鼻胆管引流

术后继续禁食、吸氧，监测生命体征、血氧饱和度、尿量、胆汁引流量及性状；抗感染、抑酸、抑酶及营养支持治疗。术后第 5 天，复查血常规（五分类）：WBC 17.0×10^9/L，HGB 108.0 g/L，PLT 259.0×10^9/L，N% 83.5%；凝血全套未见异常；血生化：ALB 31.6 g/L，TBil 10.7 μmol/L，GGT 62.0 U/L，尿素（Urea）2.66 mmol/L，肌酐（Cr）62.0 μmol/L，CRP 22.9 mg/L；血气分析：PCO_2 38 mmHg，PO_2 92 mmHg。术后第 7 天，腹部胀痛基本缓解，肠蠕动基本恢复，开放饮食。进一步查全腹增强 CT 示：①急性胰腺炎伴腹腔积液；②胆囊炎；③右侧胸腔积液。肝胆 B 超：胆囊炎征象。术后第 12 天，鼻胆管造影见胆总管通畅，未见充盈缺损影，造影剂通畅溢出进入十二指肠腔。拔除鼻胆管。

5. 治疗结果　入院后第 14 天病情好转出院。

6. 随访预后　出院后 1 个月、3 个月门诊复查肝功能、血常规、肝胆 B 超，均未见异常。

7. 最终诊断　①急性胰腺炎（胆源性，中度）、胸腔积液、急性胰周液体积聚；②胆总管结石；③十二指肠乳头开窗术后迟发性出血；④急性胆囊炎。

8. 本例思考　出血是 ERCP 常见并发症之一，原因包括 EST、胆道出血、脾脏或肝脏损伤、血管损伤和（或）假性动脉瘤。EST 术后出血的发生率为 0.3%～2%。术后出血独立危险因素包括：①凝血功能障碍；②活动期胆管炎；③术后 3 天内抗凝治疗；④操作医师完成例数少于 1 例／周；⑤操作过程中发生任何可观察到的出血。非独立危险因素包括：① EST；②憩室旁乳头；③术前 3 天内使用阿司匹林或外用非甾体抗炎药（NSAIDs）。该例患者胆源性胰腺炎、胆管炎、胆总管结石嵌顿，插管过程中因插管困难而改行针状刀开窗，有迟发性出血的危险因素，术中及术后需密切监测，及时发现和处置。ERCP 治疗相关并发症，需临床积极干预。该例患者 HGB 下降大于 20 g/L，有明确的内镜下止血干预指征。根据首次 ERCP 治疗情况，出血部位局限于开窗创面，内镜下止血部位相对明确，治疗有效性高。

三、专家点评

术后迟发性出血是 ERCP 术后并发症之一，止血难度大，且易引起胆道积血、失血性休克等并发症，应当给予及时止血。本案例术中插管困难，采用针状刀开窗术，术后及时发现出血征象，止血过程中应用球囊扩张压迫止血是一大亮点，术中配合止血夹及电凝止血，操作合理，可以为临床医师提供借鉴，值得推荐！

点评专家：柴宁莉

第四节
ERCP 术后重症胰腺炎 1 例

——梁金荣　浙江省舟山医院主任医师

一、病史

1. **患者一般情况**　女性，71 岁。

2. **主诉**　右侧腰背部酸痛 1 个月。

3. **现病史**　患者 1 个月前反复感觉右侧腰背部酸胀不适，当时程度轻，未重视及就诊。1 个月来症状持续存在，故来我院就诊。门诊完善腹部 CT 后提示：胆总管下端狭窄、胆总管轻度扩张，故收治入院（图 2-4-1）。

4. **既往史**　既往有高血压病史 2 年，病情控制良好。

二、入院治疗

1. **入院查体**　巩膜无黄染，心、肺无殊，腹部软，无压痛，无反跳痛，双下肢不肿。

2. **入院诊断**　①胆总管狭窄；②十二指肠憩室。

3. **入院后辅助检查**　无。

4. **诊治过程**　术前评估后行 ERCP。

（1）下级医师诊治过程：十二指肠巨大憩室，未见占位性病变，乳头开口狭小，反复插管困难。一次入胰管，耗时约 20 分钟。

（2）更换操作者后诊治过程：插管困难，乳头水肿，未入胰管，针状刀切口。耗时约 20 分钟，插管成功。

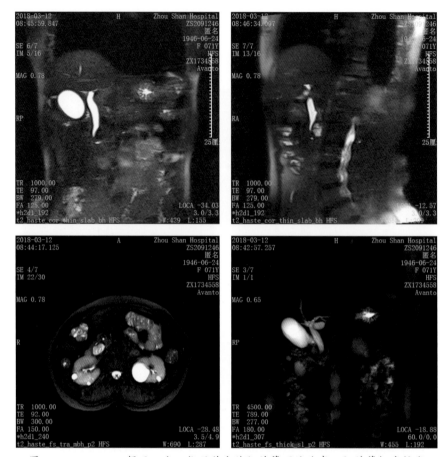

图 2-4-1　MRCP 提示：十二指肠憩室伴胆总管下端狭窄、胆总管轻度扩张

（3）造影：胆总管未见结石及明显狭窄、占位，拟行鼻胆管引流，导丝滑脱。

（4）再次插管：水肿加重，插管难度增加。耗时约 15 分钟，插管成功。

整个手术时间约 70 分钟。治疗过程见图 2-4-2～图 2-4-11。

5. 治疗结果

（1）术后早期有发热、腹胀、腹痛，精神情况尚可，肝功能正常。

（2）常规禁食，加强抗感染，生长抑素、乌司他丁、肠外营养等治疗，术后第 15 天拔除鼻胆管。

（3）术后第 19 天胸膜腔穿刺。

（4）术后第 25 天后腹膜穿刺。

（5）术后第 29 天手术。

（6）术后第 33 天膈下穿刺。

（7）术后第 40 天转上级医院。

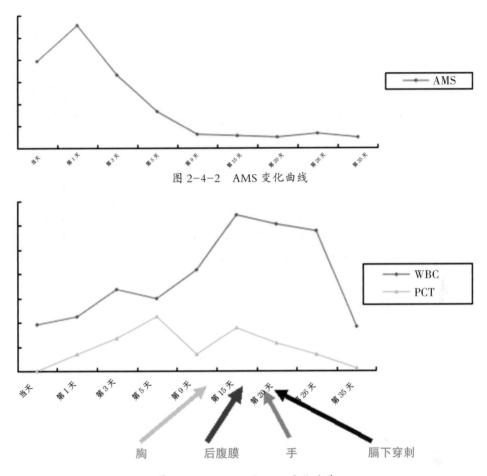

图 2-4-2　AMS 变化曲线

图 2-4-3　WBC 及 PCT 变化曲线

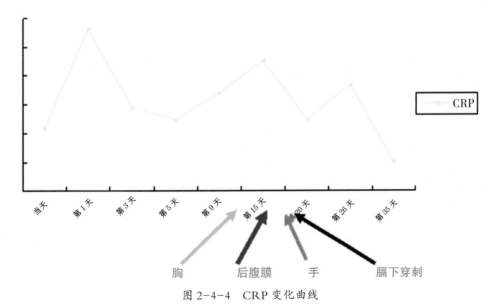

图 2-4-4　CRP 变化曲线

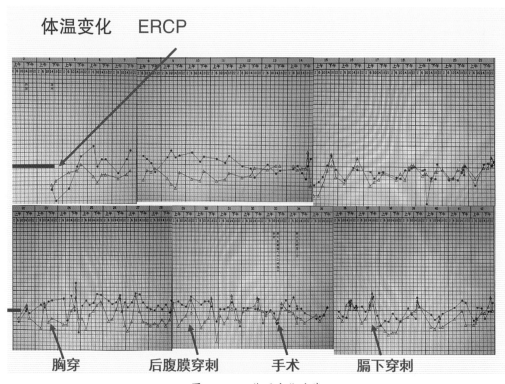

图 2-4-5　体温变化曲线

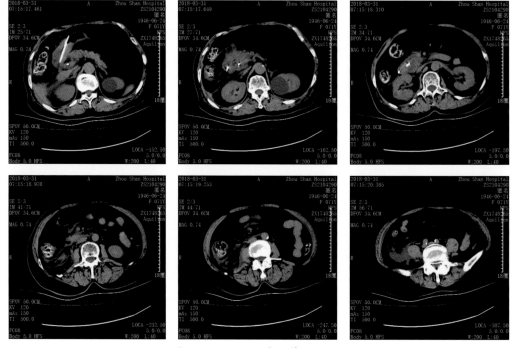

图 2-4-6　ERCP 术后第 1 天 CT

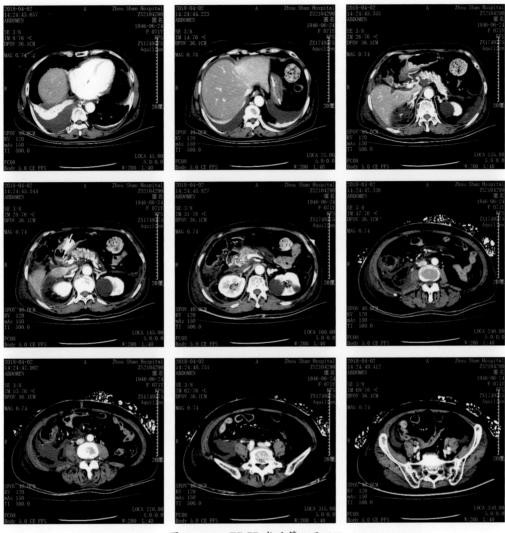

图 2-4-7　ERCP 术后第 3 天 CT

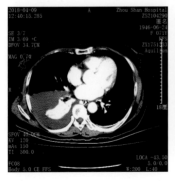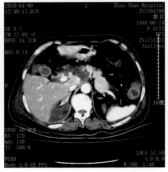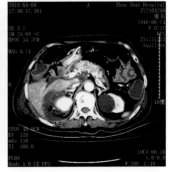

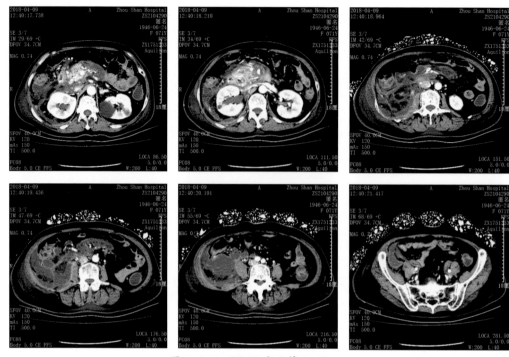

图 2-4-8　ERCP 术后第 10 天 CT

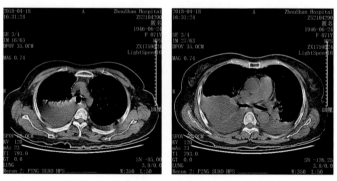

图 2-4-9　ERCP 术后第 18 天胸部 CT

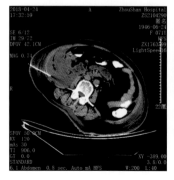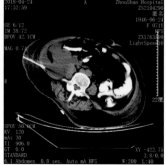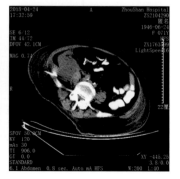

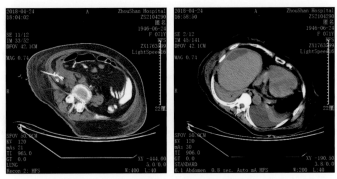

图 2-4-10　ERCP 术后第 25 天穿刺 CT

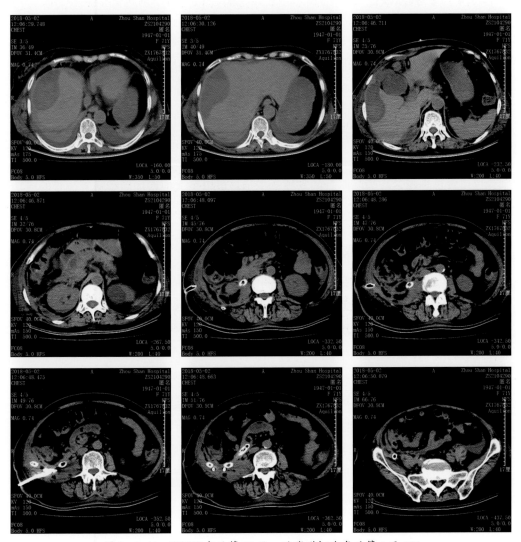

图 2-4-11　ERCP 术后第 33 天、后腹膜切除术后第 4 天 CT

6. 随访预后 术后 3 个月门诊复查无明显不适。

7. 最终诊断 奥狄括约肌功能紊乱。

8. 本例思考

（1）ERCP 术前需严格把握手术指征。

（2）在 ERCP 带教中需选择合适病例，尽量减少术后并发症的发生。

（3）ERCP 术后的病情监测至关重要，腹部体征的观察、AMS 及腹部 CT 的及时检查，对病情的判断和改善预后有着重要意义。

（4）及时的穿刺引流有利于腹腔炎症的控制，并可缩短病程。

三、专家点评

1. 适应证把握的问题 该病例术前提供了影像学资料，但未提供化验指标，患者是否存在梗阻性黄疸或者胆道压力增高？是否存在胆道感染？这方面资料不全面。十二指肠憩室内乳头或憩室旁乳头，可出现胆管扩张，如果仅因肝外胆管扩张即决定行 ERCP 手术，则手术适应证的把握欠妥当。

2.ERCP 术中的技术、手术方式的选择问题 对于十二指肠憩室内乳头病例，乳头开口及其内部胆管末端结构可能因憩室影响而出现偏离。如果导丝确实进入胰管，则建议留置该导丝，作为胰胆管的支撑和指示，可以极大地增加后续胆管插管的成功率。

该病例未提供 ERCP 术中影像资料，因此不确定十二指肠乳头结构特点。一般情况下，十二指肠憩室内乳头的病例壶腹部结构较为薄弱，在插管不成功的情况下，应慎重使用针状刀，以免造成穿孔等不良后果。

3. 围手术期的观察和处理 患者术后当日 CT 可见胰头边界模糊，渗出明显，已波及右侧胰腺周围，包括肾周脂肪组织，同时可见胰头水平腹腔内气体影，此时应对并发症进行鉴别：ERCP 术后胰腺炎？穿孔？

ERCP 术后经过腹腔、胸腔穿刺引流后，又进行了外科手术（后腹膜切除术），该手术术后结论如何，是否可以证实 ERCP 术后胰腺炎或是有其他发现。

4. 借鉴意义 ERCP 术前的评估非常重要，要在术前明确患者是否适合 ERCP 手术，ERCP 手术要解决患者的什么问题，能解决到什么程度。如果 ERCP 手术不成功，是否有其他治疗方式。术前明确这些问题后，再慎重进行 ERCP 手术，能够最大限度地保障患者的安全并从 ERCP 手术中获益。此例患者如术前检查高度怀疑结石，可先行超声内镜检查，明确胆管内是否存在结石，再决定是否行 ERCP 手术。

点评专家：孙明军

第五节

胆总管下端梗阻 ERCP 术后疑似穿孔 1 例

一、病史

1. **患者一般情况**　男性，69 岁。

2. **主诉**　反复右上腹部饱胀不适 4 年余，加重 1 个月，于 2012 年 4 月 18 日 11 时 30 分入院。

3. **现病史**　4 年前，在无明显诱因的情况下出现右上腹部饱胀不适的情况，伴有隐痛，且疼痛向右侧肩背部放射，另有腰部酸痛不适。无恶心、呕吐，无畏寒、寒战，无心悸、胸闷，无头晕、乏力，无巩膜发黄。就诊前上述不适症状反复发作，未予进一步治疗。1 个月余来患者感上述不适症状较前加重。本院门诊 B 超示：脂肪肝，肝右叶囊肿，胆囊炎，胰头部囊性结节。另一医院 MRCP 示：胆总管下端梗阻，建议进一步检查。门诊拟"腹痛待查，胆总管下端梗阻（原因待查）"收住入院。

患者自发病以来神志清，精神可，睡眠一般，胃纳一般，大小便无明显异常，体重增减不明显。

4. **既往史**　既往有高血压病史，口服硝苯地平控释片一天 1 粒，缬沙坦片一天 1 粒，血压控制可。否认有糖尿病、肝炎、肺结核。有青霉素药物过敏史，"右股骨颈手术置换术"史。

5. **既往内镜诊治经过**　无。

二、入院治疗

1. **入院查体**　生命体征平稳，皮肤、巩膜无黄染，全腹平软，右上腹部压痛，无反跳痛，墨菲征（－）。

2. **入院诊断**　腹痛待查，胆总管下端梗阻（原因待查），脂肪肝，肝右叶囊肿，胰头部囊性结节。

3. **入院后辅助检查**　三大常规正常，ALT 72.5 U/L，AST 55.8 U/L。肾功能、血糖、心肌酶、血脂、电解质、肿瘤指标、甲状腺功能、自身抗体基本正常。胸片、心电图正常。外院 MRCP（无图像）。

4. **诊治过程**

（1）2012 年 4 月 20 日行 ERCP 治疗（图 2-5-1）：憩室内乳头，插管顺利，小切开，无出血，无明显结石。

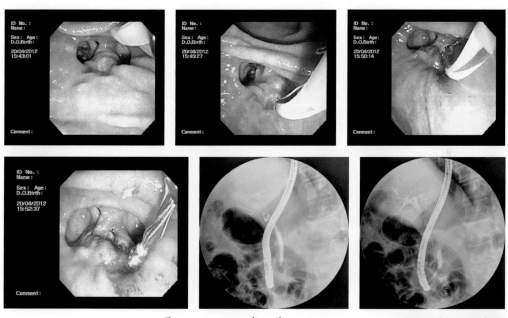

图 2-5-1　2012 年 4 月 20 日 ERCP

（2）当天腹痛、腹胀，腰痛，持续性。次日低热。WBC 增高。按胰腺炎治疗。

（3）2012 年 4 月 21 日腹部立位平片提示（图 2-5-2）：腹部肠管积气扩张，并见数枚液平，最宽约 8.7 cm，双侧膈下未见明显游离气体。诊断：肠梗阻征象。

（4）2012 年 4 月 25 日腹部立位平片提示（图 2-5-3）：腹部

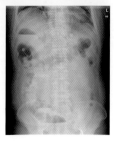

图 2-5-2　2012 年 4 月 21 日腹部立位平片

肠管少量积气，右中上腹部见散在小液平，较大者约 2.4 cm，右侧膈顶抬高，双侧膈下未见明显游离气体；部分结肠内见阳性造影剂影。诊断：右中上腹部散在小液平，右侧膈顶抬高。

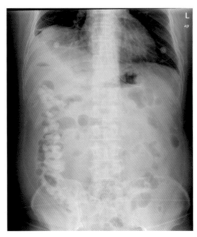

图 2-5-3　2012 年 4 月 25 日腹部立位平片

（5）2012 年 4 月 27 日 CT 提示（图 2-5-4）：胰头饱满，周围渗出明显，见少量可疑气体；腹腔少量积液；胆囊内少量积气，考虑 ERCP 后改变；脂肪肝。附见右下肺感染征象，右侧胸腔少量积液。

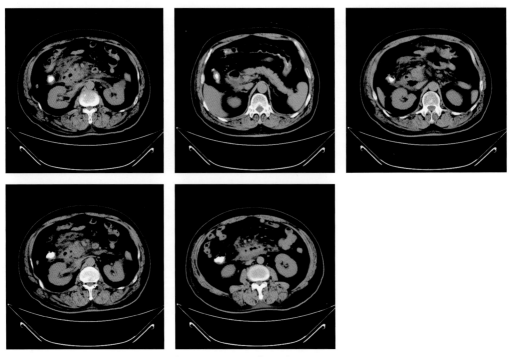

图 2-5-4　2012 年 4 月 27 日 CT

2012年4月27日钡灌肠检查提示（图2-5-5）：未见明显异常。

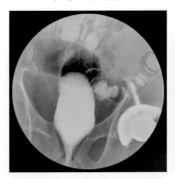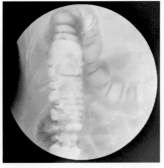

图 2-5-5 2012 年 4 月 27 日钡灌肠检查

（6）2012年5月5日胃肠钡餐检查提示（图2-5-6）：胃蠕动欠佳，十二指肠周围未见对比剂外溢征象。

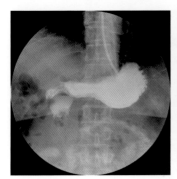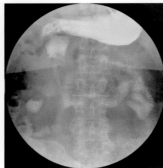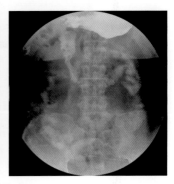

图 2-5-6 2012 年 5 月 5 日胃肠钡餐检查

2012年5月5日腹部立位平片提示（图2-5-7）：未见明显异常。

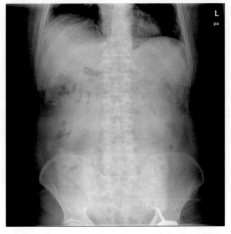

图 2-5-7 2012 年 5 月 5 日腹部立位平片

（7）患者一直腹胀明显。2012年5月17日转消化科。2012年5月18日胃镜示（图2-5-8）：十二指肠球降部后壁脓液样液体流出，十二指肠球降部瘘口？

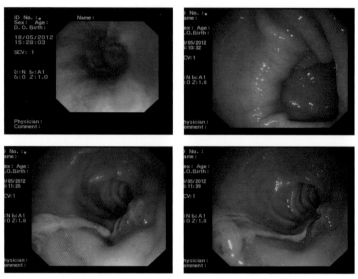

图 2-5-8　2012 年 5 月 18 日胃镜

（8）2012年5月18日CT提示（图2-5-9）：胰头周围大量渗出，考虑十二指肠周围及后腹膜感染；十二指肠降部局部增厚、周围模糊，考虑肠壁肿胀、穿孔；脂肪肝，肝、左肾囊肿；胆囊炎征象；胆总管及肝内胆管轻度扩张。

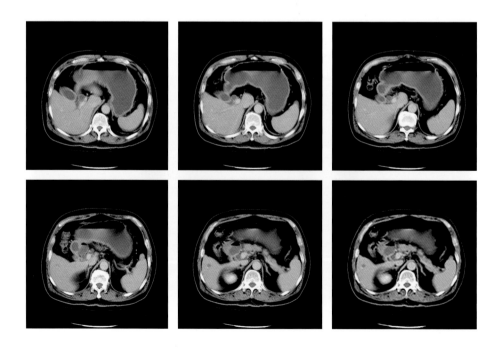

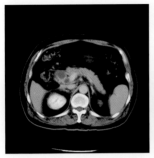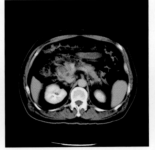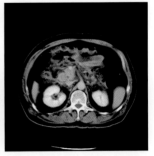

图 2-5-9　2012 年 5 月 18 日 CT

5. **随访预后**　2012 年 5 月 20 日转上海某医院，保守治疗后好转。
6. **最终诊断**　考虑十二指肠镜操作时球降部穿孔及后腹膜感染。
7. **本例思考**　操作时动作需轻柔。局部小穿孔与胰腺炎有时难以鉴别。

三、专家点评

问题：穿孔？

该患者因上腹部反复胀痛 4 年余，影像学提示胆总管下端梗阻原因待查，肝功能检查 ALT、AST 轻度升高即行 ERCP 治疗，手术指征并不确定。无皮肤、巩膜黄染，无寒战、发热，肝功能异常要进一步完善检查。对于胆管末端狭窄，超声内镜检查（EUS）是最敏感的诊断手段，B 超还提示胰腺囊性病变。可以先行 EUS 检查，判断胆管里有没有微结石，胆管末端有没有占位性病变，胰腺的囊性病变可能是什么诊断。EUS 检查如果没有阳性发现，肝功能异常原因考虑脂肪肝可能，可以治疗后复查，不做 ERCP。内镜医生在胆管插管后行胆管造影，显示胆总管并没有明显扩张，也未见充盈缺损影，后续的十二指肠乳头切开取石操作就不应该施行，这些操作都是导致 ERCP 术后胰腺炎的可能原因。最后在治疗过程中，CT 检查发现胰周有气体，内镜检查发现十二指肠周围及后腹膜感染，ERCP 手术中的肠壁穿孔诊断就基本成立。所以临床医生在进行十二指肠镜进镜过程中，动作一定要娴熟轻柔，循腔进镜，在 ERCP 整个过程中关注镜下表现及 X 线下的表现，尽早发现可能的穿孔、出血等并发症，越早、越主动的处理，预后越好。

点评专家：陈洁

ERCP 术后出血 1 例（一）

——李伟平　湖州市中心医院主任医师

一、病史

1. **患者一般情况**　男性，70 岁。

2. **主诉**　上腹痛、发热，伴尿黄 6 天。

3. **现病史**　患者 6 天前无明显诱因下出现上腹部疼痛并剧烈，伴有腰背部放射痛，无畏寒、发热，无恶心、呕吐，至当地医院就诊。当地医院给予抗感染、补液等对症治疗后无明显好转，为求进一步治疗来我院，急诊拟"胆总管结石"收住我科。

4. **既往史**　曾有胆囊结石病史，8 年前有急性胰腺炎病史。自诉有高血压、心律失常病史 8 年余，具体不详，间断服用酒石酸美托洛尔片。

5. **既往内镜诊治经过**　无。

二、入院治疗

1. **入院查体**　神志清，心、肺听诊无殊，皮肤、巩膜黄染，右上腹部压痛，无反跳痛及肌紧张。

2. **入院诊断**　①胆总管结石伴胆管炎；②梗阻性黄疸；③肝功能不全；④胆囊结石伴胆囊炎。

3. 入院后辅助检查

（1）2021 年 4 月 23 日，当地医院上腹部彩超提示：胆总管下段结石伴肝内外胆管扩张，胆囊肿大，胆囊炎，胆囊多发小结石。

（2）2021 年 4 月 23 日至 2021 年 4 月 27 日在当地医院住院期间，血常规检查示：WBC 6.9×10^9/L，CRP 10 mg/L。肝功能检查示：ALT 152 U/L、AST 540 U/L、TBil 85.8 μmol/L、DBil 44.5 μmol/L，AKP 145 U/L，GGT 1275 U/L。

4. 诊治过程

（1）2021 年 5 月 5 日，第一次 ERCP。

入院第二天 ERCP（2021 年 4 月 30 日术前未做 MRCP），插管顺利（图 2-6-1），术中所用造影剂为碘普罗胺注射液，胆管显影。胰管未显影，胆总管明显扩张、下段狭窄，内见结石影。循导丝作十二指肠乳头切开约 0.6 cm，切开方向 11 点，切缘无出血。十二指肠乳头球囊（直径 1.2 cm）作切口扩张，创面渗血（图 2-6-2）。置入取石网篮，取出碎渣样结石，常规留置鼻胆管引流，位置佳。

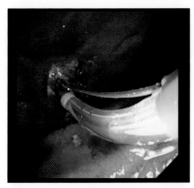 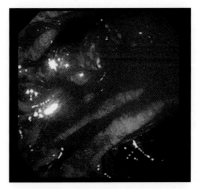

图 2-6-1　第一次 ERCP 超选　　　　　图 2-6-2　乳头出血

ERCP 术后无不适，无黑便，鼻胆管无血性液体。

血生化示：AMS 232.2 U/L，ALT 154.9 U/L，AST 71.3 U/L，TBil 167.6 μmol/L，DBil 123.1 μmol/L，HGB 131 g/L（ERCP 术前 HGB 为 145 g/L）。

拔除鼻胆管后第二天出现腹痛，第三天（2021 年 5 月 7 日）夜间有发热，最高 T 39℃，伴畏寒，皮肤、巩膜黄染。2021 年 5 月 8 日 CRP+ 血常规检查：HGB 81.0 g/L，CRP 169.8 mg/L；电解质 + 肝肾功能检查：ALT 60.7 U/L，TBil 272.6 μmol/L，DBil 198.4 μmol/L，间接胆红素（IBil）74.2 μmol/L，GGT 501.8 U/L。2021 年 5 月 7 日上腹部彩超提示：胆囊炎，胆囊积水，胆囊结石，胆盐沉积，胆总管泥沙样结石伴胆管扩张。

ERCP 术前、术后体温见图 2-6-3。

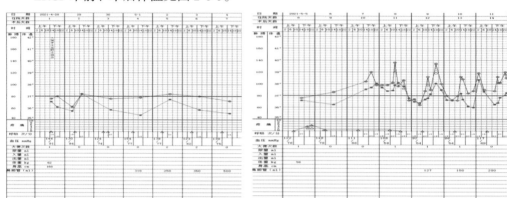

图 2-6-3　ERCP 术前（左）术后（右）体温

（2）2021 年 5 月 8 日，第二次 ERCP。

胆总管轻度扩张，下段见结石影。置入取石网篮未能套取结石，换用取石气囊取出黑色结石，创面渗血。常规留置鼻胆管引流，位置佳。乳头切口处无活动性出血，取石后有渗血（图 2-6-4、图 2-6-5）。

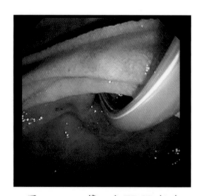

图 2-6-4　第二次 ERCP 超选

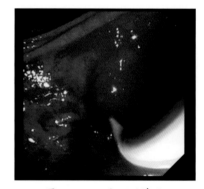

图 2-6-5　取石后渗血

第二次 ERCP 术后，仍有高热（39.8℃），无腹痛。

2021 年 5 月 9 日，急诊 CRP + 急诊血常规：HGB 66.0 g/L，N% 80.5%，PLT 103.0 × 10⁹/L，RBC 2.02 × 10¹²/L，CRP 276.4 mg/L，WBC 2.7 × 10⁹/L，PCV 20.3%。

2021 年 5 月 9 日，急诊电解质 + 肝肾功能检查：尿素氮（BUN）7.52 mmol/L，DBil 198.4 μmol/L，IBil 66.1 μmol/L，TBil 264.5 μmol/L。

2021 年 5 月 10 日，术后第二天，呕血 1 次，量约 100 mL。急诊血常规示：HGB 65.0 g/L，WBC 3.2 × 10⁹/L。

术后反复高热、呕吐血性液体、黑便。

（3）2021 年 5 月 14 日第三次 ERCP：拟镜下止血 + 覆膜支架。

术中见大量新鲜血性液体，考虑来源于胆管内（图 2-6-6）。由于视野差、操作困难，支架随镜身带出。

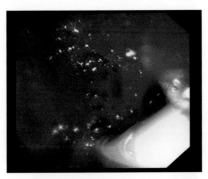

图 2-6-6　第三次 ERCP，见胆管出血

ERCP 术后即转介入科，拟栓塞止血（2021 年 5 月 14 日）。术中见胃十二指肠动脉、胰十二指肠动脉分支及肠系膜上动脉胰十二指肠上动脉分支吻合血管破裂，伴造影剂外溢至肠道（图 2-6-7）。借助微导丝，使微导管经胃十二指肠动脉进入胰十二指肠动脉破口至肠系膜上动脉分支（远端），取弹簧圈数枚，栓塞至破裂口胃十二指肠近端（图 2-6-8）。

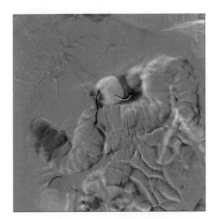

图 2-6-7　DSA 造影

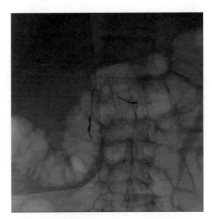

图 2-6-8　DSA 栓塞

DSA 术后第二天，解黑色至暗红色便 4 次，每次量中等，感乏力。2021 年 5 月 16 日，急诊 CRP+ 急诊血常规：HGB 59.0 g/L，N% 93.1%，RBC 1.83×10^{12}/L，CRP 75.7 mg/L，WBC 11.1×10^{9}/L，PCV 17.6%。仍考虑有活动性出血，介入科、肝胆外科多学科会诊，建议胆道覆膜支架置入手术。

考虑：手术？再次介入治疗？再次 ERCP+EMBE？

（4）2021 年 5 月 16 日第四次 ERCP。

十二指肠降段内侧见主乳头，EST 术后开口。插管顺利，见血液渗出。循导丝置入 60 mm×10 mm 胆道金属支架，常规留置鼻胆管引流，位置佳（图 2-6-9～图 2-6-11 ）。

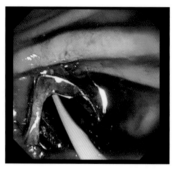

图 2-6-9　第四次 ERCP，胆道金属支架置入

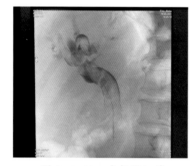

图 2-6-10　支架置入前

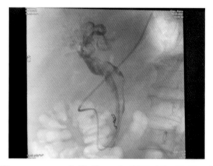

图 2-6-11　支架置入后（ERCP+EMBE）

ERCP 术后反复发热（图 2-6-12），无活动性出血表现。2021 年 5 月 20 日，再发黑便，自觉腹胀等症状。

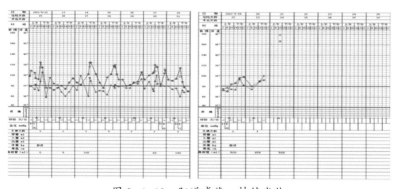

图 2-6-12　胆道感染、持续发热

2021 年 5 月 21 日血常规示：HGB 86.0 g/L，CRP 40.7 mg/L，WBC 6.1×10⁹/L。肝肾功能检查：ALT、AST 正常，GGT 116.0 U/L，DBil 97.8 μmol/L，IBil 46.7 μmol/L，TBil 145.4 μmol/L。

其他检查：类风湿因子（RF）检测。血培养屎肠球菌（+），厌氧菌（−）。胆汁培养屎肠球菌（+），真菌（−）。

5. 治疗结果　2021 年 5 月 21 日，患者及家属要求转上级医院诊治。

6. 随访预后

（1）情况平稳，少许黑便，无呕血，HGB 60～80 g/L，低热。

腹部 CT 示：胆总管支架置入术后，支架上方结石考虑，小肠不全梗阻考虑，腹盆腔积液，两侧胸腔积液伴邻近肺组织膨胀不全。

（2）2021 年 5 月 24 日再次 ERCP（图 2-6-13）。

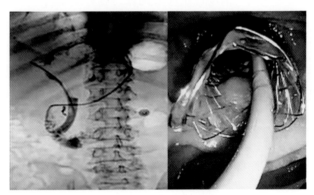

图 2-6-13　2021 年 5 月 24 日 ERCP
术中造影见支架在位，仅留置鼻胆管

（3）2021 年 6 月 3 日出院。2021 年 6 月 7 日再次发热，在上级医院住院并取出支架，留置鼻胆管。2021 年 6 月 10 日出院，2021 年 6 月 13 日拔除鼻胆管。2021 年 7 月 2 日纠纷解决。

7. 最终诊断　①胆总管结石伴胆管炎；②ERCP 术后出血；③梗阻性黄疸；④肝功能不全；⑤胆囊结石伴胆囊炎。

8. 本例思考　局部血管畸形可出现较明显出血。若出血位置在胆管末端，会造成常规内镜下止血困难，此时可试用直视胆道内镜。

三、专家点评

本例是 ERCP 最常见的适应证，即胆总管结石患者取石术后合并出血和感染。也是 ERCP 比较重要的两大并发症。该病例总体诊治过程描述清楚，处置较为合理，对于临床具有重要的教学意义，同时其中有几点不足也值得反思：

第一，术前评估不够完善。彩超对于胆管中下段的评估价值有限，因此我们强烈建议在 ERCP 前完善 CT、MRCP 或 EUS 中的一项或多项检查，做到对结石的大小、数目，以及胆管的直径和走行等心中有数。

第二，部分操作不够规范。第一次 ERCP 取石后造影未发现结石残留，留置鼻胆管后也未行造影，导致结石残留，加重了胆管炎症，增加了出血风险；第一次 ERCP 术前有胆管炎，此时切开取石，出血风险较大，可以先留置鼻胆管，待炎症减轻后再行取石；第一次 ERCP 造影时发现胆总管下段狭窄，扩张至 12 mm 是否合适？这样可能会增加胆管下段穿孔和出血的风险，可以适时选用碎石技术。

第三，紧急情况的处理经验不足。第三次 ERCP 的目标是置入金属覆膜支架，操作本身并不困难，重点是面对活动性出血如何保持良好的视野，这需要耐心和好的心理素质。血凝块可用圈套器去除，出血较快时可以在黏膜下注射稀释的肾上腺素或者用球囊压迫暂时止血或减缓出血速度，如此支架置入成功就可以避免介入止血和第四次 ERCP。总之，ERCP 诊治规范化不是一个喊了多年的口号，虽说没有完全相同的 ERCP 病例，但我们仍需要灵活应变。这些规范化操作不是无缘无故出现的，都是经过无数次教训总结而来。各种创新操作必须建立在规范化诊治的基础之上，否则只会成为空中楼阁。

点评专家：王雷

ERCP 术后出血 1 例（二）

——蔡旭华 湖州市中心医院主任医师

一、病史

1. **患者一般情况** 男性，53 岁。

2. **主诉** 右上腹痛 1 周余。

3. **现病史** 患者 1 周余之前无明显诱因下出现右上腹痛，阵发性发作，程度不剧，能忍，无腹泻，无恶心、呕吐，无呕血、黑便，无畏寒发热，至我院急诊科就诊，查 ALT 233.6 U/L，AST 109.7 U/L，TBil 127.3 μmol/L，AKP 196.7 U/L，GGT 711.4 U/L，DBil 91.4 μmol/L。腹部 B 超：脂肪肝、胆囊炎、胆囊壁厚，胆囊壁内胆固醇结晶。为行进一步治疗，门诊拟"腹痛待查：肝功能异常，脂肪肝、胆囊炎、胆囊壁厚，胆囊壁内胆固醇结晶"收住入院。

4. **既往史** 否认有高血压、糖尿病等慢性病史，否认有心、脑、肝、肺、肾重要脏器疾病史及内分泌疾病史，否认有肝炎、结核等传染病史，否认有手术外伤及输血史，否认有药物、食物过敏史及成瘾史，否认中毒史，预防接种史不详。

5. **既往内镜诊治经过** 无。

二、入院治疗

1. **入院查体** 神志清，皮肤、巩膜黄染，心、肺听诊无殊，腹平软，右上腹轻压痛，无反跳痛及肌紧张，肝脾肋下未及，移动性浊音（-），双下肢无浮肿。

2. **入院诊断** ①腹痛待查：胆总管结石？②梗阻性黄疸；③肝功能不全；④胆囊

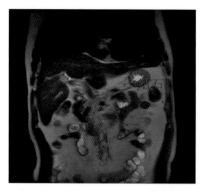

图 2-7-1　MRCP 提示胆总管结石

炎；⑤脂肪肝。

3. 入院后辅助检查

（1）实验室指标：①肝功能：ALT 233.6 U/L，AST 109.7 U/L，TBil 127.3 μmol/L，DBil 91.4 μmol/L，AKP 196.7 U/L，GGT 711.4 U/L。②CA19-9：123.62 U/mL。③血常规：CRP 无殊。

（2）MRCP（图 2-7-1）：胆总管下段见多发低信号灶，直径约 5 mm，胆道系统稍扩张。

4. 诊治过程

（1）2019 年 8 月 13 日第一次 ERCP（图 2-7-2～图 2-7-5）。

循导丝作乳头切开约 0.8 cm，切开方向 12 点，切缘无出血。置入取石网篮套取结石，但无法取出。在导丝引导下行球囊扩张（10 mm × 55 mm）（图 2-7-3），扩张后乳头有渗血（图 2-7-4），用取石网篮取出黄色结石。留置鼻胆管。

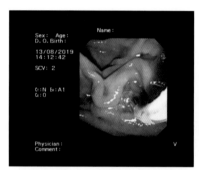

图 2-7-2　第一次 ERCP 超选

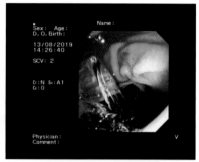

图 2-7-3　球囊扩张

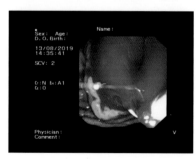

图 2-7-4　术中十二指肠乳头出血

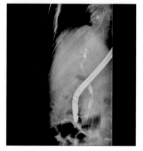

图 2-7-5　ERCP 术中复位内固定（RF）

（2）ERCP 术后 2 小时，持续腹痛，鼻胆管无引流、抽不出，冲洗后腹痛加重。

2019 年 8 月 13 日晚上第二次 ERCP（图 2-7-6、图 2-7-7）。再次 ERCP 术中出血明显，花费大量时间止血。患者配合欠佳，术中注射哌替啶后，再次留置鼻胆管。

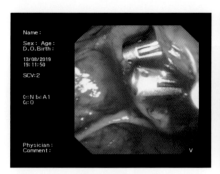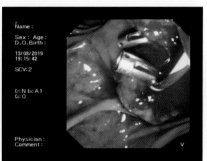

图 2-7-6　第二次 ERCP 术中止血　　　　图 2-7-7　留置鼻胆管

（3）第二次 ERCP 术后。①术后第一天凌晨 2 点，腹痛再次发作（哌替啶止痛药效过后？），再次肌注哌替啶；体温正常。②鼻胆管无引流，术后第一天 15 点左右抽出 5 mL 血性胆汁。③再未发生腹痛。④实验室检查：2019 年 8 月 14 日（术后第一天），血象正常。ALT 141.1 U/L，AST 88.1 U/L，AMS 123.0 U/L，TBil 192.2 μ mol/L（术前 127.3 μ mol/L），DBil 138.2 μ mol/L（术前 91.4μ mol/L），IBil 54.0 μ mol/L。⑤ 2019 年 8 月 14 日上腹部 CT 平扫（图 2-7-8）：胆总管结石 ERCP 术后，胆管置管；肝内胆管、胆囊腔高密度影，考虑造影剂；肝内胆管、胆囊积气。

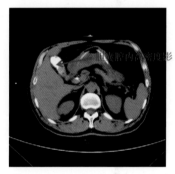

图 2-7-8　2019 年 8 月 14 日上腹部 CT 平扫

（4）住院期间体温、鼻胆管引流情况（图 2-7-9）。患者术后住院期间体温平稳，鼻胆管引流通畅。

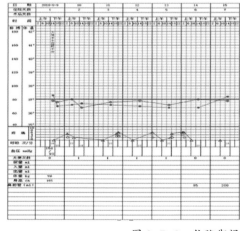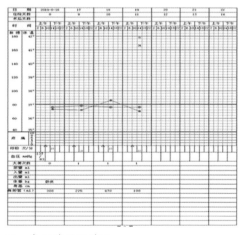

图 2-7-9　住院期间体温、鼻胆管引流情况

（5）术后1周鼻胆管造影（图2-7-10）：鼻胆管位置佳，胆总管内未见充盈缺损。

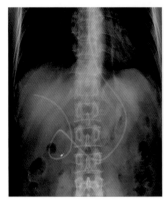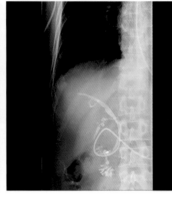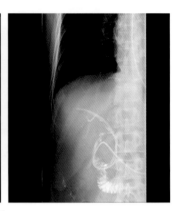

图 2-7-10　术后1周鼻胆管造影

（6）术前、术后实验室检查结果对比（图2-7-11）：炎症指标及肝功能指标在术后第二天有升高，之后明显好转。

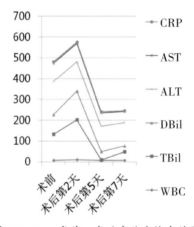

图 2-7-11　术前、术后实验室检查结果对比

5. **治疗结果**　1周后患者痊愈出院。

6. **随访预后**　术后1个月随访恢复可，无腹痛、发热等情况。

7. **最终诊断**　①胆总管结石；② ERCP 术后出血；③梗阻性黄疸；④肝功能不全；⑤胆囊炎；⑥脂肪肝。

8. **本例思考**

（1）考虑胆总管内积血、堵塞，导致鼻胆管造影时患者出现不适。

（2）术后次日，淤血堆积化开后再通畅，鼻胆管造影时显影正常。

三、专家点评

　　该病例诊断清楚，治疗指征明确，ERCP 选择合理。术后合并乳头口出血，是 ERCP 比较常见的并发症之一。"深夜止血"是我们 ERCP 医生最常需要面对的急诊手术。此时往往夜幕降临，缺少麻醉医生的配合，我们就此陷入孤军奋战的险境。术者对于乳头口的迟发性出血有几点经验供分享：第一，找到确切的出血点非常重要。这需要我们花费一些时间在清理血凝块上，待完全清理后冲洗，找到确切的出血点；第二，钛夹止血的效果往往是最确切的，当然这建立在明确出血点的基础之上；第三，止血需要"平战结合"。十二指肠镜下的钛夹释放技术有一定的学习曲线，因此我们可以在"平时"ERCP 切开取石后用钛夹预防性止血，刻意锻炼自己的侧视镜钛夹释放技术，这样在"战时"才能镇定自若。除此以外，本例中直式鼻胆管多次出现无引流的状况，冲洗后伴有腹痛，这可能是由于鼻胆管置入肝内胆管过深。我们的经验是剪断头端 1～2 cm，以此来适应国人的胆管长度。总之，在 ERCP 止血操作中，依然强调规范化操作，完全去除血凝块并确认出血点、清理胆管、留置鼻胆管，可以说是我们的必备动作。规范操作，"平战结合"，锻炼自己成为一名"泰山崩于前而色不变"的 ERCP 大师吧！

点评专家：王雷

ERCP 术后穿孔 1 例

——周建伟 温州市中心医院副主任医师

一、病史

1. **患者一般情况** 女性，37 岁。

2. **主诉** 反复上腹痛 1 月余。

3. **现病史** 患者 1 月余前无明显诱因下出现中上腹阵发性胀痛，向肩部、背部放射，轻微，可以忍受，无缓解体位，无畏寒发热，无皮肤巩膜发黄，无恶心呕吐。在当地医院就诊，考虑"胆囊结石、胆囊炎"，予抗感染、解痉等治疗，症状缓解。此后症状反复发作，性质及程度基本同前，遂来我院就诊，查 MRCP（图 2-8-1）示"胆总管结石"，为求进一步治疗，拟"胆总管结石"收住入院。

4. **既往史** 既往免疫性血小板减少性紫癜病史，经治疗后血小板恢复正常。

5. **既往内镜诊治经过** 无。

二、入院治疗

1. **入院查体** 上腹部可及压痛，余无阳性体征。

2. **入院诊断** ①胆总管结石（图 2-8-1）；②肝功能不全。

3. **入院后辅助检查** 肝功能：ALT 720 U/L，AST 276 U/L，TBil 15.8 μmol/L，CRP 14.7 mg/L。血常规、凝血功能均正常。

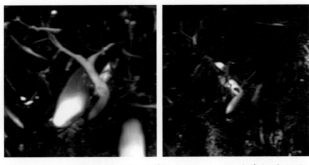

图 2-8-1　MRCP 提示胆总管上段结石,胆总管轻度扩张

4. 诊治过程　见图 2-8-2～图 2-8-9。

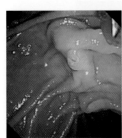
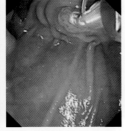

图 2-8-2　十二指肠乳头为"长鼻型"乳头,长轴皱襞长,乳头插管困难

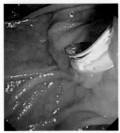
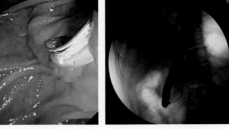

图 2-8-3　多次尝试后导丝进入胰管

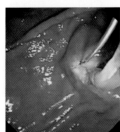
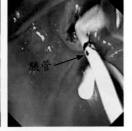

图 2-8-4　留置导丝予行预切开,再次尝试仍多次进入胰管,置入胰管支架

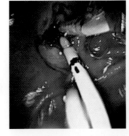
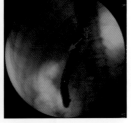

图 2-8-5　再次反复尝试后导丝疑似进入胆管,但导丝走得不高,且切开刀跟进困难

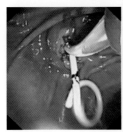
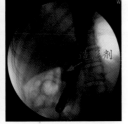

图 2-8-6　最后切开刀勉强能深入一部分,注射造影剂后未能显示胆管,造影剂比较弥散,考虑导丝进入假道,未在胆管内

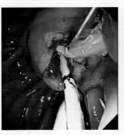
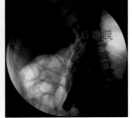

图 2-8-7　多次反复尝试后导丝仍进入假道,而随着操作时间延长 X 线可见后腹膜积气,考虑已出现穿孔可能

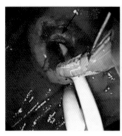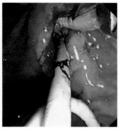

图 2-8-8 最后在原先假道的上方发现疑似
胆管开口，插管后导丝顺利进入胆管

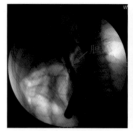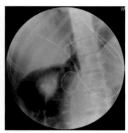

图 2-8-9 胆道造影未见明显充盈缺损影，考
虑操作时间久，且已出现穿孔可能，未行取石
治疗，予置入 ENBD 管后退镜

术后患者无明显不适主诉，予禁食、抗感染、补液支持治疗（图 2-8-10）。

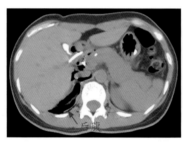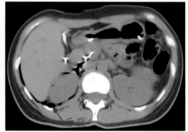

图 2-8-10 术后 4 天复查腹部 CT 提示腹腔多发游离气体

5. **治疗结果** 观察数天患者无明显腹膜炎症状，复查血常规、CRP 较前相比无
明显升高。患者恢复饮食，6 日后出院。

6. **随访预后** 见图 2-8-11。

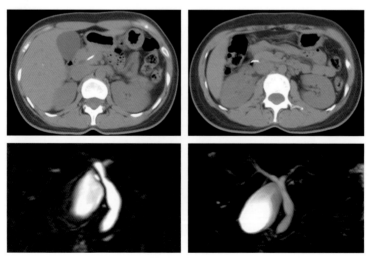

图 2-8-11 术后 1 个月左右复查腹部 CT 提示腹腔游离气体消失，
MRCP 提示胆总管结石已自行排出

7. 最终诊断　①胆总管结石；② ERCP 术后小穿孔。

8. 本例思考

（1）虽然导丝的走行方向疑似在胆管内，但导丝走得不高，且切开刀跟进困难的时候需警惕导丝进入假道的可能，切莫使用暴力跟进切开刀，导致假道扩大，造成穿孔。

（2）在已经进入假道的情况下，怀疑穿孔可能，切忌过早放弃，需观察乳头的形态，寻找可能的胆管开口，尽量完成胆道引流。

（3）假道的穿孔可能是后腹膜积气导致，在成功进行胆道引流后患者可能无明显症状，无需进一步处理。

三、专家点评

此病例在经历插管困难和腹膜后积气等困难后，顺利完成后续操作，术后恢复较好，实属不易。我只就存在的问题做一分析：

1. 术前诊断胆总管结石还存在很多疑问：肝功能转氨酶高，AKP、GGT 不高，提示可能不存在胆道梗阻，结合 CRP 增高，是否要考虑胆囊炎呢？术后 MRCP 未见胆总管结石但胆囊仍然大，自然排石的可能性一般不大。术前诊断还不明确。

2. 此例为困难插管。从提供资料可以推断：插管乳头摆放位置存在一定问题，容易进入胰管。

3. 在困难插管导丝插入不多时，切开刀不宜马上跟进。应该根据导丝的形状、进入长度、阻力等判断是否为目标管道，尤其要排除穿孔和假道，此为导丝引导插管。如仍不能判定，则需要打造影剂去判断，非常重要的一点是切开刀等器械不能马上沿导丝跟进。推荐切开刀乳头外排气，插入一部分，打造影剂明确导丝位置。切开刀不应插入过多，以免造成穿孔，此例病例在这方面存在问题。术后 CT 也证实为腹膜后穿孔。此例病例应该在导丝进入不顺、走行不对时及时撤出重插。

4. 导丝穿孔或假道比较常见，因导丝直径不大，一般不需治疗。切开刀等较大器械穿孔要高度重视，需要积极处理，包括术中、术后的及时处理。

5. 术后 MRCP 胆总管未见明确结石，但胆囊仍然较大，还需要进一步明确胆总管和胆囊情况。诊断仍未完全明确，需要进一步检查明确。诊断明确，才能保证治疗效果。

点评专家：王东

急性梗阻性胆管炎 ERCP 术后伴左肝假性动脉瘤出血 1 例

——杨上文　丽水市中心医院主任医师

一、病史

1. **患者一般情况**　男性，73 岁。

2. **主诉**　中上腹痛 2 天。

3. **现病史**　患者 2 天前出现中上腹痛，呈阵发性绞痛，伴畏寒寒战，最高 T 39℃，伴胸闷气急，皮肤、巩膜发黄，无恶心呕吐，无皮肤瘙痒，无腹胀腹泻，曾至当地医院就诊，查 B 超提示胆总管结石伴扩张。为求进一步诊治，家人送至我院。

4. **既往史**　无殊。

5. **既往内镜诊治经过**　无。

二、入院治疗

1. **入院查体**　P 96 次 / 分，R 20 次 / 分，BP 127/80 mmHg，T 37.4℃，皮肤、巩膜轻度黄染，中上腹、右上腹压痛，墨菲征（＋）。

2. **入院诊断**　①急性胆管炎；②胆总管结石。

3. **入院后辅助检查**

（1）急诊血气分析：pH 7.446，二氧化碳分压 34.2 mmHg，氧分压 73.1 mmHg，乳酸 2.7 mmol/L。

（2）急诊血常规：WBC 12.0×10^9/L，N% 96.9%，PLT 152×10^9/L，CRP ＞ 200 mg/L；降钙素原 60.00 ng/mL。

（3）急诊生化：急诊 ALT 63 U/L，TBil 92.6 μmol/L，AMS 100 U/L，BUN 12.8 mmol/L，Cr 95 μmol/L。

（4）MRCP（图 2-9-1）示：胆总管中下段多发结石伴胆道梗阻；胆囊管结石可能；胆泥沉积、胆囊炎；少量腹水。

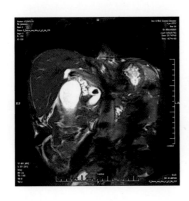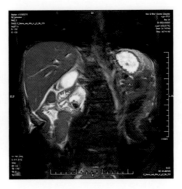

图 2-9-1　胆总管中下段多发结石伴胆道梗阻；胆囊管结石可能

4.诊治过程

（1）暂禁食，予注射用头孢哌酮舒巴坦钠联合奥硝唑氯化钠注射液抗感染，护肝、营养支持对症治疗。

（2）ERCP+EST。患者胆总管多发结石伴梗阻，有明确 ERCP 指征。手术过程：插镜至十二指肠降部，降部内侧见钩虫附着，并有巨大憩室，憩室内见乳头；乳头呈乳头型，开口呈颗粒状；插入带导丝切开刀，导丝进入胆管；抽取胆汁 2 mL；通过切开刀注入碘海醇，胆管显影，胆总管扩张明显（图 2-9-2），最宽处约 2.1 cm，见多发充盈缺损影，最大约 1.4 cm×1.0 cm；予切开刀行乳头小切开后，通过导丝置入 8.5 Fr×10.0 cm 圣诞树支架（图 2-9-3）及直头鼻胆管后退镜。术后患者腹痛腹胀症状好转，无呕血黑便。监测肝功能 AMS 113 U/L。血常规：WBC $8.1×10^9$/L，N% 84.2%，

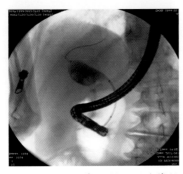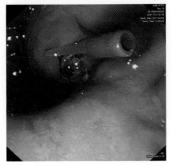

图 2-9-2　胆管显影，胆总管扩
张明显

图 2-9-3　置入 8.5 Fr×10 cm
圣诞树支架

HGB 103 g/L，PLT 97×10^9/L。降钙素原 3.62 ng/mL。

（3）病情变化。

①临床表现：患者 ERCP 术后 1～4 天，恶心呕吐数次，无明显腹痛腹胀。术后第 8 天突然腹痛加重，腹胀明显。

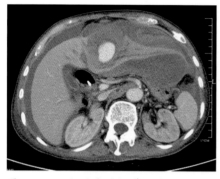

②查体：腹部膨隆，移动性浊音（+）。

③辅助检查：腹腔穿刺抽出不凝血。WBC 2.7×10^9/L，HGB 51 g/L，PLT 74×10^9/L。凝血酶原时间 15.5 秒，PT 活动度 57%，D- 二聚体 9.56 mg/L。急诊全腹 CT 示肝脏左叶挫裂伤伴假性动脉瘤形成，腹腔大片积血、积液（图 2-9-4）。

图 2-9-4　肝脏左叶挫裂伤伴假性动脉瘤形成，腹腔大片积血、积液

④处理办法：急请介入科会诊，建议急诊行腹腔（肝）动脉造影 + 出血动脉栓塞术止血治疗。

（4）左肝假性动脉瘤栓塞术。患者平卧在 DSA 手术台上，双侧腹股沟区皮肤常规消毒，铺无菌巾，2% 利多卡因 5 mL 局麻下行右股动脉 seldinger 法穿刺，成功后置入 5 Fr 动脉鞘，经鞘插入 5 Fr 导管至肝总动脉，造影显示动脉期左肝见一瘤样造影剂填充影（图 2-9-5），遂将微导管超选到瘤体供血动脉并造影证实。在透视监视下注入 350～560 μm 明胶海绵颗粒及微弹簧圈 1 枚，再次造影瘤体消失（图 2-9-6）。完成后用生理盐水冲洗导管，术毕拔管，压迫止血，加压包扎伤口，将患者安全送返病房，整个手术过程在心电监护下进行，经过顺利。

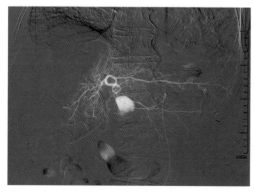

图 2-9-5　造影显示动脉期左肝见一瘤样造影剂填充影

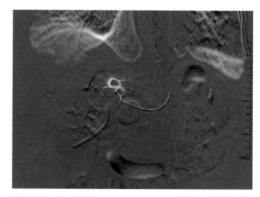

图 2-9-6　注入 350～560 μm 明胶海绵颗粒及微弹簧圈 1 枚，再次造影瘤体消失

5. 治疗结果　患者腹痛腹胀缓解，血红蛋白逐渐稳定。

6. 随访预后 术后恢复情况良好。术后 5 个月复查腹部增强 CT：胆管取石术 + 肝脏动脉瘤栓塞术后改变；肝左叶稍低密度影，包膜下可疑积液，胆总管扩张。

7. 最终诊断 ①左肝假性动脉瘤伴出血；②左肝挫裂伤。

8. 本例思考 胆胰疾病患者经内镜治疗后发生迟发性大出血，救治困难、病死率高，术后假性动脉瘤的形成和破裂是主要原因。假性动脉瘤成因复杂，瘤体破裂出血前临床症状隐匿，故从致病机制源头预防假性动脉瘤形成、重视前哨出血等特征性临床症状，将会有效确保患者安全，提高术后迟发性大出血的救治成功率。结合本病例，有以下 3 点体会：

（1）在行 ERCP 手术过程中应时刻注意导丝位置，避免造成医源性损伤。

（2）术后密切监测患者生命体征、血常规、CRP、血清淀粉酶等指标，注意患者是否出现腹痛、腹胀等症状及腹痛、腹胀程度是否加重，时刻警惕并及时处理术后并发症，做到早期诊断和治疗。

（3）肝内假性动脉瘤的治疗，介入手术效果良好。

三、专家点评

该病例诊断胆总管多发结石、急性胆管炎明确，有适应证，无禁忌证。有憩室，插管难度较大。放置支架和鼻胆管的考虑较周全：鼻胆管引流冲洗，处理胆道急性炎症，之后可将鼻胆管拔除；放置 8.5 Fr 支架用于保持胆道通畅。既保证胆道急性炎症充分引流，又不需要再次 ERCP。

左肝假性动脉瘤伴出血、左肝挫裂伤形成的确切病因不清楚。考虑如与 ERCP 相关，可能因为导丝过深、力量过大。现在麻醉下 ERCP 较多，患者对刺激基本无反应，更易出现粗暴操作相关的并发症。

点评专家：王东

胆总管结石 ERCP 术后穿孔 1 例

——毛建生　浙江衢化医院主任医师

一、病史

1. **患者一般情况**　男性，84 岁。

2. **主诉**　因"反复腹痛 30 余年，再发 4 天"于 2021 年 6 月 23 日入院。

3. **现病史**　患者 30 余年前出现反复右上腹持续性绞痛，至当地医院就诊予保守治疗后好转。4 天前腹痛再发，性质及部位同前，伴恶心呕吐，至我院急诊就诊，查 CT 示胆囊炎、胆囊结石，予抗炎、止痛等处理后腹痛好转。今为进一步治疗，急诊拟"胆囊结石伴胆囊炎"入住我院肝胆外科。

4. **既往史**　既往有高血压病史，未规律服药；有慢性阻塞性肺病病史，长期使用沙美特罗替卡松粉吸入剂、噻托溴铵吸入治疗；有冠心病、房颤病史数年，现长期口服酒石酸美托洛尔片一天 1 次，每次 1 片；地高辛一天 1 次，每次半片，稳定心室率；利伐沙班、阿司匹林抗凝，瑞舒伐他汀调节血脂治疗；有前列腺增生病史，现口服非那雄胺片一天 1 次，每次 1 片，坦索罗辛每晚服药 1 次，否认肾病及糖尿病病史。2020 年 12 月 3 日因"双下肢动脉闭塞"在我院行"左下肢动脉造影 + 左股浅动脉经皮腔内血管成形术（percutaneous transluminal angioplasty，PTA）+ 股浅动脉支架植入 + 左腘动脉 PTA+ 左髂动脉 PTA"；既往有青霉素过敏史，具体表现不详。

5. **既往内镜诊治经过**　无。

二、入院治疗

1. 入院查体 神志清，精神可，全身皮肤黏膜轻度黄染，浅表淋巴结未及肿大，心肺未见明显异常，腹平软，未见腹壁静脉曲张，未见肠型及蠕动波，肝脾肋下未及，右上腹压痛，无反跳痛，余腹无压痛、反跳痛及肌紧张，墨菲征（+），腹部移动性浊音（−），肠鸣音无亢进，生理反射存在，病理反射未引出。

2. 入院诊断 ①胆囊结石伴胆囊炎；②冠心病；③心房颤动；④慢性阻塞性肺病；⑤双下肢动脉闭塞，左侧股浅动脉支架置入术后；⑥前列腺增生；⑦高血压。

3. 入院后辅助检查

2021年6月23日上腹部CT示：①急性胆囊炎，胆囊结石伴肝内外胆管轻度扩张；②肝及左肾小囊肿。心电图示：心房颤动，室性异位搏动。

2021年6月29日MRCP示：①胆囊多发结石伴胆囊炎；②胆总管下端结石伴其以上肝内外胆管扩张，主胰管轻度扩张；③肝及两肾异常信号，建议相关检查。

肝功能示：TBil 74.09 μmol/L，DBil 48.39 μmol/L，IBil 25.70 μmol/L，ALT 131 U/L，GGT 417 U/L；生化检测：CRP 40.36 mg/L。

4. 诊治过程 2021年6月30日患者转消化科接受治疗。2021年7月1日，行常规ERCP，术前已签署知情同意书，术前常规用药，十二指肠镜顺利经食管、胃进入十二指肠降部，找到十二指肠乳头。见乳头为小乳头，壁内段较长，在导丝引导下插管，插管困难，遂换用针状刀进行乳头开窗（图2-10-1），重新进行插管，顺利进入胆总管。造影，见胆总管明显扩张，下段变细，未见明显结石阴影，予以切开刀切开乳头，并予以柱状气囊进行乳头扩张，见黑色胆汁流出，用取石网篮取出泥沙样结石，经造影未见明显结石阴影，遂置入一根鼻胆管进行引流，过程顺利。内镜诊断：胆总管结石、梗阻性黄疸；手术过程：ERCP+EST+EPBD+ENBD+取石术。

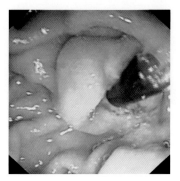

图2-10-1 ERCP使用针状刀

2021年7月2日患者进食后2小时余感右中上腹腹痛明显，无恶心呕吐，无畏寒发热，查体：精神一般，腹部软，上腹压痛（+），无明显反跳痛，右侧腹壁可触及捻发音。予禁食，行急诊CTU，拟行急诊ERCP术检查。

2021年7月2日全腹CT平扫示：ERCP术后改变，腹腔间隙、腹膜后间隙、纵隔内、右大腿间隙、右腹壁皮下广泛积气，十二指肠乳头区穿孔可能（图2-10-2），请结合临床进一步检查。①胆囊结石伴胆囊炎；②肝及双肾低密度影，建议增强扫描。

2021年7月2日ERCP：常规行急诊ERCP术，术前已签署知情同意书，术前常

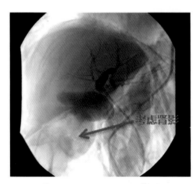

图2-10-2　ERCP穿孔

规用药，十二指肠镜顺利经食管、胃进入十二指肠降部，找到十二指肠乳头，见乳头呈切开状，未见明显穿孔表现，X线下见膈下有游离气体，在导丝引导下插管，进入胆总管，在导丝引导下置入一根塑料支架（规格OTSA-8.5-7.0），见支架位置良好，在内镜直视下予以10枚钛夹将乳头部切口处进行夹闭（图2-10-3），过程顺利。内镜诊断：①十二指肠乳头部穿孔可能；②胆总管结石；③梗阻性黄疸。手术过程：ERCP+ERBD术。

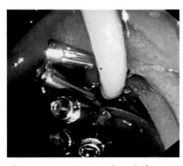

图2-10-3　ERCP置入支架及钛夹夹闭乳头切口

2021年7月8日全腹CT示：①ERCP术后改变，腹腔间隙、腹膜后间隙、纵隔内、右大腿间隙、右腹壁皮下广泛积气，十二指肠乳头区穿孔可能，与2021年7月5日片相较部分积气稍吸收；②胆囊结石伴胆囊炎；③肝及双肾低密度影，建议相关检查。

5. 治疗结果　患者无腹痛腹胀，无畏寒发热等，于2021年7月19日出院。

6. 随访预后　术后3个月、6个月电话随访，患者一般情况可，无明显不适。

7. 最终诊断　①ERCP术后穿孔；②胆总管结石；③梗阻性黄疸；④胆囊结石伴胆囊炎；⑤冠心病；⑥心房颤动；⑦慢性阻塞性肺病；⑧双下肢动脉闭塞；⑨左侧

股浅动脉支架置入术后，前列腺增生，高血压。

8. **本例思考**　本例为 ERCP 插管困难示例，术者选择使用针状刀，操作时针状刀出针长度不易控制，考虑系使用针状刀引起乳头部小穿孔，经积极补救，再次行 ERCP，采取放置支架引流、钛夹夹闭等措施，患者恢复良好，避免了外科手术。也再次提醒医师：ERCP 手术难度高，风险大，要随时掌握手术中情况，并要求能熟练使用针状刀。

三、专家点评

该病例年龄大，插管困难，术后发现乳头区穿孔，通过再次内镜干预解决了难题，难能可贵。

就几个不足方面的问题做一分析：

1. 诊断还存在疑问。患者右上腹压痛，墨菲征（＋），提示胆囊炎。术前 CT 与 MRCP 不一致。有梗阻性黄疸，但 ERCP 并未发现胆总管结石。术中见胆总管明显扩张，下段狭窄，术前 MRCP 提示胰管也轻度扩张，提示要注意壶腹周围肿瘤的可能。加之患者为老年人，需要进一步排除这种可能。

2. ERCP 针状刀的刀丝长度不易控制，抬钳器会明显改变刀丝长度，因此在预切开时无法有效把控切开刀，穿孔风险较大。加之针状刀较细，切口又深又窄，不易看清层次。推荐使用 ESD 刀，有刀丝长度固定、刀丝直径较粗的优势，不易出血，切口宽，易看清层次。

3. ERCP 风险较高，需要用二氧化碳作为环境气体，不能用空气。因为穿孔后进入腹腔、腹膜后等位置的空气长时间不吸收，会形成一个腔，容易感染形成脓肿。二氧化碳可较快吸收，不易形成空腔和脓肿。因此用二氧化碳的穿孔保守治疗，成功的概率会大大增加。

4. 在胆道造影未见明确结石影像的情况下，使用气囊扩张乳头不妥当。

5. 第二次 ERCP 时放置胆道支架后，对切开的乳头进行止血夹大体夹闭是一条可行之路，但需要注意胰管是否被夹闭。如果可以较快地放入胰管支架，再对乳头进行完全夹闭，效果会更好。

点评专家：王东

SpyGlass 诊疗并发误吸 1 例

——何必立　浙江省台州医院副主任医师

一、病史

1. **患者一般情况**　男性，77 岁。

2. **主诉**　上腹痛、发热 2 天。

3. **现病史**　患者 2 天前在家中无明显诱因的情况下出现上腹部疼痛，为阵发性胀痛，较剧烈，无放射痛，与体位无关，有发热，T 38℃，无畏寒寒战，伴恶心呕吐，无胸痛、咳嗽。在县医院急诊科就诊，查上腹部 CT 提示：胆总管多发结石、肝内外胆管扩张明显。诊断为胆总管多发结石，给予抗生素治疗后为求进一步内镜诊治转诊来我院，于 2020 年 7 月 28 日收住。

4. **既往史**　2011 年有胆总管切开取石 + 胆囊切除手术史。

5. **既往内镜诊治经过**　2011 年在外院曾行 ERCP，但未找到十二指肠乳头，后行外科手术。

二、入院治疗

1. **入院查体**　T 38.4℃，BP 116 ／ 82 mmHg，巩膜黄染，上腹部可见陈旧手术疤痕，上腹部压痛、无反跳痛，墨菲征（ - ）。

2. **入院诊断**　①急性胆管炎；②胆总管结石；③胆囊切除术后。

3. **入院后辅助检查**　关键实验室指标 + 影像学图片。血常规：WBC 16.3×10^9/L，Hb 124 g/L，PLT 126×10^9/L ；肝功能：ALT 329 U/L，AST 427 U/L，GGT 371 U/L，

AKP 131 U/L，TBil 52.7 μmol/L，DBil 33.3 μmol/L。CT 和 MRCP 提示胆总管多发结石，肝内外胆管扩张，如图 2-11-1、图 2-11-2 所示。

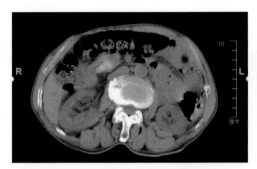
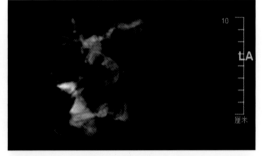

图 2-11-1　CT 提示胆总管结石 　　图 2-11-2　MRCP 提示胆总管扩张及胆总管结石，胆总管末端进入十二指肠球部段逐渐变细，呈镰刀状钩形结构

4. 诊治过程　2020 年 7 月 29 日，行 ERCP+ 胆管支架置入术，如图 2-11-3 所示。

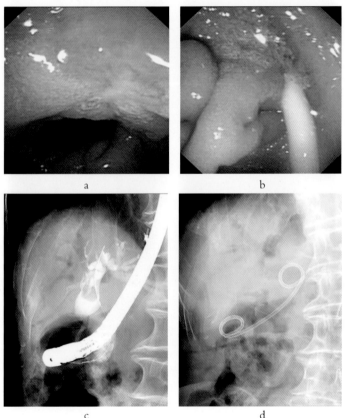

a.胆总管异位开口于十二指肠球部；b.置入胆管塑料支架；c.ERCP 见胆总管扩张及结石；d.置入双猪尾胆管塑料支架。

图 2-11-3　2020 年 7 月 29 日行 ERCP+ 胆管支架置入术

患者支架治疗约 5 个月后，拟行胆总管取石，于 2020 年 12 月 9 日行 ERCP+ 胆道球囊扩张 +SpyGlass+ 钬激光碎石术，如图 2-11-4 所示。术前用哌替啶和地西泮镇静，手术操作时间较长，患者不耐受，完成钬激光碎石后予行鼻胆管引流术，拟择期再次行取石术。

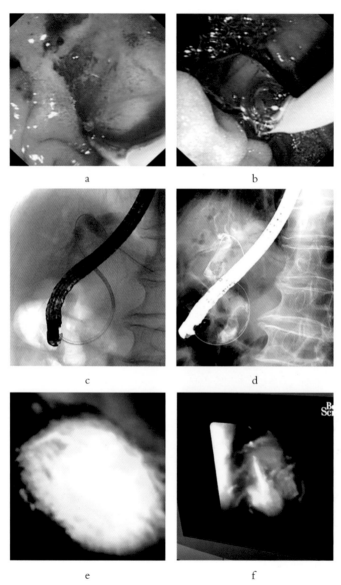

a. 胆总管十二指肠球部异位开口插管；b. 柱状球囊扩张；c. 透视下 SpyGlass 胆道镜；d. 碎石后造影所见；e.SpyGlass 观察胆管内结石；f. 钬激光碎石后结石崩解。

图 2-11-4　2020 年 12 月 9 日行 ERCP+ 胆道球囊扩张 +SpyGlass+ 钬激光碎石术

5. **治疗结果** 后出现严重并发症：患者 2020 年 12 月 9 日 14 点至 15 点 40 分完成 ERCP+SpyGlass+ 钬激光碎石 +ENBD 术，16 点返回病房，当时无明显不适。18 点出现胸闷气促、咳嗽，18 点 30 分突发神志不清，心电监护提示氧饱和度 80%。查体：T 39℃、P 110 次 / 分、R 31 次 / 分、BP 92 / 56 mmHg。神志淡漠，瞳孔等大等圆，对光反射灵敏，巩膜无黄染。左下肺可闻及干湿啰音，律齐，腹软，无压痛。经多学科联合会诊讨论，诊断为吸入性肺炎，呼吸功能衰竭，休克，转入 ICU，行气管插管机械通气呼吸支持，予甲泼尼龙抗炎，注射用亚胺培南西司他丁钠抗感染。次日行急诊肺 CT 检查，提示左肺大片斑片影（图 2-11-5b），符合吸入性肺炎表现。经积极治疗 15 天后好转出院。

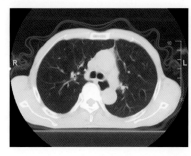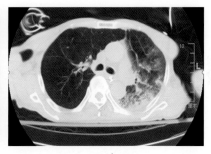

a   b

a. 术前 CT 肺部无殊；b. 术后 CT 左肺大片斑片影。

图 2-11-5 肺 CT 检查

6. **随访预后** 2021 年 3 月 3 日至 6 日患者因"急性胆管炎、胆总管结石、下肢静脉血栓"再次住院，经抗生素及抗凝治疗好转出院。患者结石未进一步处理，2022 年 5 月 20 日电话随访，无腹痛、发热等不适，无手术意愿。

7. **最终诊断** ①急性胆管炎；②胆总管结石；③胆总管十二指肠球部异位开口；④吸入性肺炎；⑤呼吸功能衰竭；⑥休克；⑦胆囊切除术后。

8. **本例思考** 2011 年患者曾行 ERCP 未找到乳头，是漏诊胆总管十二指肠球部异位开口。该病变临床表现缺乏特异性，CT 等影像学检查无法明确诊断，如临床医师对其缺乏认识，容易导致漏诊。十二指肠镜在降部未找到乳头应想到异位开口，如 MRCP 发现胆总管末端进入十二指肠球部段逐渐变细、呈镰刀状钩形结构要高度怀疑这种解剖变异可能，在球部找到乳头开口并行 ERCP 可确诊。

胆总管十二指肠球部异位开口会增加操作难度，对 ERCP 手术困难程度应有充分预估。在球部镜身不稳定，胆管下段弯曲弧度大，器械进出困难，术前应充分考虑并做好应对策略。虽然术前对困难有预计，但选择使用 SpyGlass 和钬激光碎石无疑更增加了难度系数。

ERCP 相关操作中吸入性肺炎发生率约为 0.4%，发生的危险因素包括高龄、手术时间＞30 min、脑卒中病史、肺功能异常、麻醉辅助等。诊断关键是误吸史、危险因素和典型的重力依赖性肺段渗出影。本手术操作过程中无显性误吸发生，但有多个危险因素，结合典型临床表现可确诊。操作进镜时已经将胃底液体吸净，但仍然发生误吸，推测可能是 SpyGlass 胆道观察治疗过程中注水较多、液体经球部异位开口流入胃内并最终导致反流发生。

避免误吸的经验教训：术前识别高危因素，引起足够重视和警惕，操作前要有足够的禁食时长；操作中注意内镜充分吸引掉液体，避免过多注气注水；特别要注意气道保护，气管插管后操作可能对气道保护和术中观察更有利；操作后应严密观察，早期发现，及时处理。

三、专家点评

本病例技术、病例特点、临床借鉴意义：

1. 术者能勇于拿出这种具有失败教训的案例进行反思，敢于直面诊疗过程中的欠缺并深刻剖析供我们讨论学习，特别值得赞扬。

2. 先说亮点。本病例有几个亮点：一是该病例属于困难 ERCP，经术者缜密的术前评估及分析判断，高度怀疑十二指肠乳头异位，并在术中确诊。二是这种近端乳头异位的 ERCP 如果采用侧视镜治疗，难度更大。本病例最终实施了侧视镜 +SpyGlass+钬激光碎石治疗，可谓是难上加难的操作。

3. 对于困难结石的处置，各种指南或规范均已明确，经口胆道镜 + 激光碎石，确为一种行之有效的解决手段。当然，这需要更高的内镜技术，更高端的激光设备。另外，激光设备的选择尽可能使用冷激光，而不是热激光。钬激光具有切割效能，最常用于泌尿外科前列腺切除及泌尿结石的碎石治疗，用于胆道结石的碎石时，应谨防胆道损伤及胆道出血。

4. 该病例最后出现了误吸导致肺炎的不良事件，经积极治疗最终康复。就该病例发生的不良事件来说，发生误吸所致肺炎，实属可以理解。我们都知道胆道镜视野保持清晰的前提是必要和充分的水灌洗。该病例乳头属于近端异位，距离幽门口很近，患者在俯卧位下进行经口胆道镜激光治疗，手术时间长。内镜镜身的作用使幽门口保持持续开放状态，胆道内灌洗的水经乳头流出后更容易反流入胃腔形成大量潴留液。同时患者是在镇静麻醉下完成内镜治疗，而非静脉麻醉或气管插管麻醉下完成，胃腔受多种因素刺激出现呕吐确实在所难免。一旦发生误吸、吸入性肺炎导致生命危险，这种结局毕竟是每一个 ERCP 术者都不愿面临的。因此，基于本病例我们可以获得的经验是：正常乳头途径下的经口胆道镜诊察活动均易出现胃内水潴留，当在近端异位乳头进行经口胆道镜诊察活动时尤甚，这应引起我们的高度警惕。所以我们可以获得的经验教训是：在进行术前评估和设计治疗方案时已确定必用经口胆道镜且预计手术时间较长时一定实施气管插管全麻。

5. 总结：基于该病例的诊疗全过程，医生给予该患者治疗策略是合理的，最终的治疗结局是满意的。在首次 ERCP 已确认该患者乳头异位时，因当时是急性胆管炎状态且胆总管结石为 ERCP 治疗困难结石，放置塑料支架。基于本病例特点，该处置是妥当的，合理的。时隔 5 个月再次入院实施第二次 ERCP 取石，因为近端乳头异位，最终实施了经口胆道镜和激光碎石，内镜操作实属不易。该病例的首次处置策略、二次处理方法的运用，值得借鉴。不过令人惋惜的是最终结石未取净。

最后，提一点个人建议供商榷。当我们发现胆总管结石病例拟实施 ERCP 取石，但术中确诊为近端乳头异位时，不建议继续行 ERCP 常规方式取石。首先，该位置的乳头不宜行乳头切开术，如想顺利取石，必然需进行过大口径的扩张。在近端异位乳头的特殊解剖位置，存在较高的肠道压力，扩张后，即使本次操作取净结石，也将不可避免地出现大量食糜反流入胆管，引起反流性胆管炎或结石复发，需要多次干预。其次，因乳头位置特殊，一旦遇到巨大、多发或充满型胆管结石，ERCP 方式处理起来较为困难，不但一次难以取净，而且极易出现结石残留，费效比不高。因此我认为近端乳头异位的胆总管结石病例，除非是急性胆管炎需要引流者，否则一经诊断明确，患者不具备手术禁忌证时，首选的方案可以考虑腹腔镜胆管切开取石，术中打断肠胆反流行胆肠吻合术。

以上意见及建议纯属个人观点，欢迎各位专家同道批评指正。

点评专家：张铜

第十二节
胆肠吻合术后远期并发症的处理 1 例
——何必立　浙江省台州医院副主任医师

一、病史

1. **患者一般情况**　女性，59 岁。
2. **主诉**　发现"胆管异型增生"8 个月余。
3. **现病史**　患者 2017 年 12 月在行 ERCP 及内镜直视下胆管取石过程中发现胆管

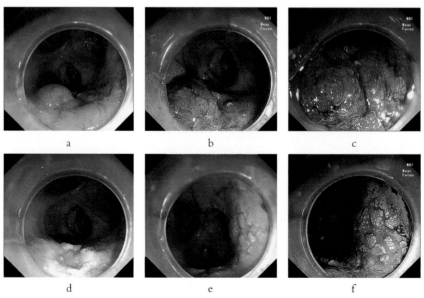

a. 白光观察见胆肠吻合口息肉样病变；b. 内镜 NBI 图像；c. 内镜 NBI 放大图像；
d. 息肉高频电切除后；e. 白光观察见胆管黏膜颗粒状病变；f. 内镜 NBI 图像。

图 2-12-1　行胆管异型增生内镜治疗

黏膜病变（图 2-12-1a），胆管黏膜呈颗粒样病变，胆肠吻合口息肉样病变，行活检病理提示：（胆肠吻合口）黏膜慢性炎伴部分腺上皮低级别异型增生；（胆管内）黏膜慢性炎。2018 年 5 月行胆肠吻合口处息肉内镜下高频电切除术（图 2-12-1d），术中发现胆管内黏膜白色颗粒样改变（图 2-12-1e），胆管病变处行活检 2 块。术后病理提示：胆肠吻合口（切除息肉）黏膜慢性炎伴部分腺上皮低级别异型增生；胆管活检 1：黏膜慢性炎伴部分腺上皮中度异型增生；胆管活检 2：黏膜慢性炎伴部分腺体瘤样增生及少量腺上皮轻度异型增生。此次拟行胆管异型增生内镜治疗，于 2018 年 8 月 14 日收入院。

4. 既往史　1997 年前因先天性胆总管囊肿、胆总管结石，行胆总管囊肿切除 + 胆总管切开探查取石 + 胆肠吻合术。2010 年因胆管结石，行胆总管切开探查取石术 + 胆肠吻合口矫形术。2012—2018 年有多次胆管炎和胆总管结石病史，行抗生素和内镜治疗后好转。

5. 既往内镜诊治经过　2012—2018 年多次行 ERCP 和内镜直视下胆管取石术（图 2-12-2），并行鼻胆管引流及胆管支架置入等治疗（图 2-12-3）。其间发热和上腹痛症

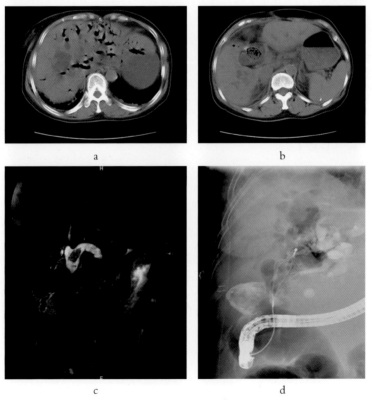

a.CT 可见胆管积气明显；b.CT 见胆总管扩张、内见蜂窝状结构；
c.MRCP 见胆管扩张、内有充盈缺损影；d.ERCP 网篮取石。

图 2-12-2　放射影像提示胆管积气和结石

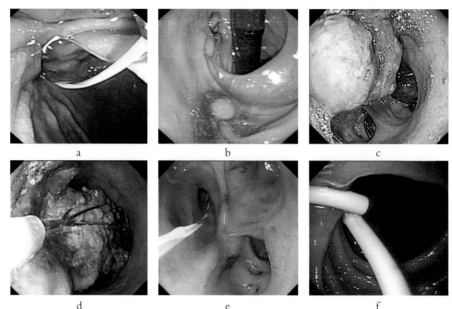

a. 十二指肠球降交界处可见胆肠吻合口；b. 十二指肠球部倒镜观察吻合口；c. 胃镜进入胆管直视可见胆管结石；d. 胃镜直视下网篮取石；e. 取净结石后胆管内镜像；f. 留置双猪尾胆管塑料支架。

图 2-12-3　胃镜直视下胆管取石及支架治疗

状反复，短则 2～3 个月 1 次、长则 2 年 1 次，6 年间共住院 10 余次，均经抗生素治疗或联合行内镜处理后缓解。

二、入院治疗

1. **入院查体**　T 37.8℃，BP 110/66 mmHg，巩膜黄染，上腹部见手术瘢痕，上腹部压痛、无反跳痛，墨菲征（－）。

2. **入院诊断**　①胆管黏膜异型增生；②胆管结石伴感染；③先天性胆总管囊肿术后；④胆总管吻合口矫形术后；⑤胆囊切除术后。

3. **入院后辅助检查**　2018 年 8 月 15 日，血常规：WBC 4.9×10^9/L，HGB 115 g/L，PLT 123×10^9/L。血生化：ALT 122 U/L，AST 107 U/L，ALP 158 U/L，GGT 197 U/L，TBil 80.1 μmol/L，DBil 52.9 μmol/L。

2018 年 8 月 22 日，血常规：WBC 3.9×10^9/L，HGB 113 g/L，PLT 220×10^9/L。血生化：ALT 19 U/L，AST 24 U/L，ALP 138 U/L，GGT 172 U/L，TBil 17.5 μmol/L，DBil 11.6 μmol/L。

4. **诊治过程**　2018 年 8 月 15 日给予哌拉西林他唑巴坦针抗感染治疗，并行 ERCP 内镜直视下取石及鼻胆管引流治疗急性胆管炎和胆总管结石（图 2-12-4）。

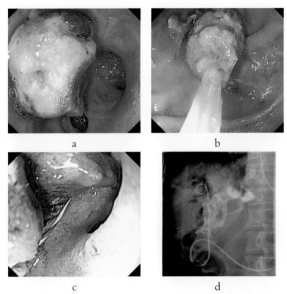

a. 胆管内可见结石和食物残渣；b. 内镜直视下将胆管结
石取出至十二指肠；c. 留置导丝；d. 留置鼻胆管引流管。

图 2-12-4　ERCP 内镜直视下取石及鼻胆管引流

2018 年 8 月 22 日，行胆管异型增生内镜下治疗（图 2-12-5）：尝试用注射针行胆管黏膜下注射，黏膜无法抬举，遂用 APC 进行胆管黏膜和吻合口病灶局部治疗，治疗后局部黏膜变黄白色。

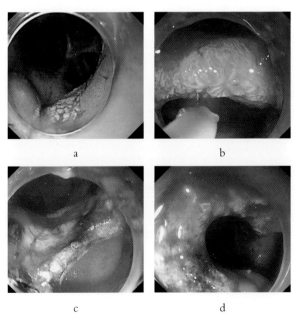

a. 白光内镜观察见胆管黏膜呈白色颗粒状改变；b. 吻合口黏膜；
c. APC 治疗后胆管黏膜变化；d. APC 治疗后吻合口黏膜变化。

图 2-12-5　胆管异型增生内镜下治疗

5. 治疗结果 患者术后于 2018 年 9 月 1 日出现呕血，为暗红色血液，伴血压下降，予注射用埃索美拉唑钠、生长抑素针静脉泵入止血、输血及补液治疗，并行床边急诊内镜，见胆管创面渗血，用钛夹联合高频电凝后止血成功，后病情稳定，于 2018 年 9 月 13 日出院。

6. 随访预后 2019 年 6 月患者胆管炎复发，再次行内镜下胆管取石术和鼻胆管引流后好转。术中观察见吻合口处钛夹留置（图 2-12-6a），原胆管黏膜白色颗粒状结构已消失（图 2-12-6b），局部胆管黏膜充血，予行活检病理提示黏膜慢性炎。

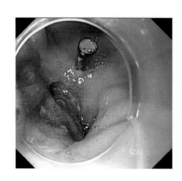
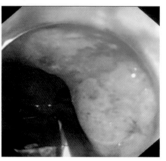

a   b

a. 胆肠吻合口止血后钛夹留置；b. 胆管黏膜再次行内镜下胆管取石治疗后白色颗粒状结构消失。

图 2-12-6

2022 年 5 月 20 日电话随访，患者从 2019 年 6 月至今无腹痛发热不适，未再就诊，目前暂无内镜复查及外科手术意愿。

7. 最终诊断 ①胆管黏膜异型增生；②胆管结石伴感染；③先天性胆总管囊肿术后；④胆总管吻合口矫形术后；⑤胆囊切除术后。

8. 本例思考

（1）反流性胆管炎和结石复发是胆肠吻合术后的远期并发症，也是临床治疗的一个难题。合理选择手术方式可能是关键。胆肠 Roux-en-Y 吻合术和胆管十二指肠吻合术相比，吻合口距离食物通过的路径更远，发生反流性胆管炎风险更低。外科最初选择胆管十二指肠吻合这种手术吻合方式，可能为后续胆管炎和胆管结石反复发作埋下了隐患。所以，合理的手术方式的选择是治疗成功的重要环节。

（2）患者胆管炎和胆管结石反复发作，并且又发生了胆管黏膜异型增生的情况，癌变风险增加。有再次外科手术治疗的指征，行胆肠 Roux-en-Y 吻合术是一个较好的选择，但对于无外科手术意愿或不能耐受外科手术的患者，内镜治疗是一个较好的替代治疗方案。

（3）胃镜直视下胆道取石具有可视、直观的优点，在本例患者治疗过程中显示出较好的疗效。在对胆管直视观察和操作时，需要注意使用二氧化碳注气，以避免产生空气栓塞及相关并发症。

（4）胆管异型增生的内镜治疗经验少。胆管黏膜下层很薄，注射抬举困难，EMR或 ESD 等根治性方法较难实施，APC 作为姑息性治疗方法，在该患者胆管异型增生的治疗中显示短期有效，但远期效果仍有待于观察。

三、专家点评

该病例为胆管十二指肠吻合术后反复胆管炎症引起的胆管上皮异型增生。关于内镜治疗胆管上皮异型增生的报道很少，其原因在于常规内镜很难进入胆道，胆道镜可以进入胆道直视观察，但因其活检通道狭窄，难以通过治疗附件进行有效干预。该患者因胆管十二指肠吻合造成了反流性胆管炎的反复发作，但也为常规内镜的操作提供了客观上的可能。操作者在尝试 EMR 无效的情况下改用 APC 治疗，并且获得了良好的疗效，这为该类疾病治疗方式的选择提供了依据，具有较强的先进性和实用性。

操作者技术娴熟，内镜图片质量高，显示其良好的操作水平。如果术后复查提供更多角度的胆管内内镜及 NBI 图片，手术前后能提供放大内镜的图片，病例会更完美。

点评专家：丁震

第十三节

ERCP 术中十二指肠穿孔 1 例

——赵凤庆　嘉兴市第一医院主任医师
——周　俊　浙江新安国际医院主任医师

一、病史

1. 患者一般情况　女性，87 岁。

2. 主诉　因"右中上腹痛 2 周余"于 2018 年 3 月 23 日入院。

3. 现病史　2 周余前进食后出现右中上腹痛，至当地医院就诊，2018 年 2 月 6 日当地医院腹部 MR 平扫提示：胆总管结石伴梗阻；胆总管下端管壁增厚，炎症性考虑。

4. 既往史　血吸虫病史。

二、入院治疗

1. 入院查体　T 37.5℃，P 125 次 / 分，R 20 次 / 分，BP 126 / 77 mmHg，皮肤巩膜无明显黄染，腹平，腹软，右中上腹压痛，无反跳痛及肌紧张，未及明显肿块，肝脾肋下未及；腹部叩诊呈鼓音，肝区叩痛（－），双肾区无叩击痛，移动性浊音（－）；肠鸣音 5 次 / 分，未及异常血管杂音。

2. 入院诊断　胆总管结石（图 2-13-1、图 2-13-2）。

3. 入院后辅助检查　2018 年 3 月 23 日，血常规：WBC 7.4×10^9 /L，N% 93.2%，HGB 116 g/L，PLT 194×10^9 /L。

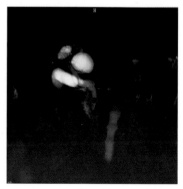

图 2-13-1　MRCP 提示胆总管下端结石

2018年3月23日，快速急诊 AMS 83 U/L（参考值：35～135 U/L）。

2018年3月24日，生化分析：TBil 58.1 μmol/L，DBil 45.8 μmol/L，ALT 50 U/L，AST 89 U/L，ATP 521 U/L，GGT 656 U/L，TBA 167.0 μmol/L，TP 63.0 g/L，ALB 36.5 g/L，T-CRP 16.3 mg/L。

2018年3月24日，肿瘤系列：甲胎蛋白 2.0 ng/mL，癌胚抗原 7.9 ng/mL，CA72-4 0.6 U/mL，CA242 6.9 U/mL，CA50 57.3 U/mL，CA19-9 63.7 U/mL。

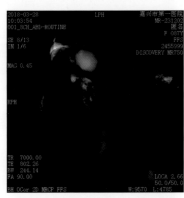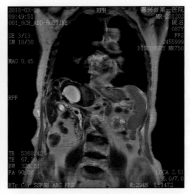

图 2-13-2　MR 提示肝硬化，胆总管下端结石

4. 诊治过程　2018年3月28日行 ERCP（图 2-13-3）：胃窦部、十二指肠球部未见明显异常。十二指肠降部见巨大憩室，乳头位于憩室边缘，开口呈颗粒状，导丝引导下插管，成功入胆管，低压稀释造影剂造影，显示：胆总管内径扩张，约 16 mm，内见多枚充盈缺损，直径 6～10 mm。鉴于患者高龄，且为憩室内乳头，手术风险极大，术中与患者家属沟通，保守方案可行塑料胆道支架置入，家属经慎重考虑后决定行取石，故行奥狄括约肌小切开，约 4 mm，用 CRE 柱状气囊扩张至 10 mm，无明显渗血，退气囊时见 3 枚 6～8 mm 大小黄褐色结石排出。透视下见肾影，考虑有十二指肠穿孔，术中再次与家属沟通后，决定留置鼻胆管后急诊行外科手术。

术中打开腹腔后行 Kocher 切口游离十二指肠，发现十二指肠乳头对侧十二指肠降部后壁全层穿孔，穿孔直径约 1.2 cm，可见十二指肠液及肠腔内气体外溢，予 3-0 丝线间断缝合十二指肠穿孔处，担心穿孔处愈合不佳，以切割闭合器一期夹闭十二指肠壁穿孔处。同时探查胆总管，未见结石残余，予置 24 号 T 管引流（图 2-13-4）。

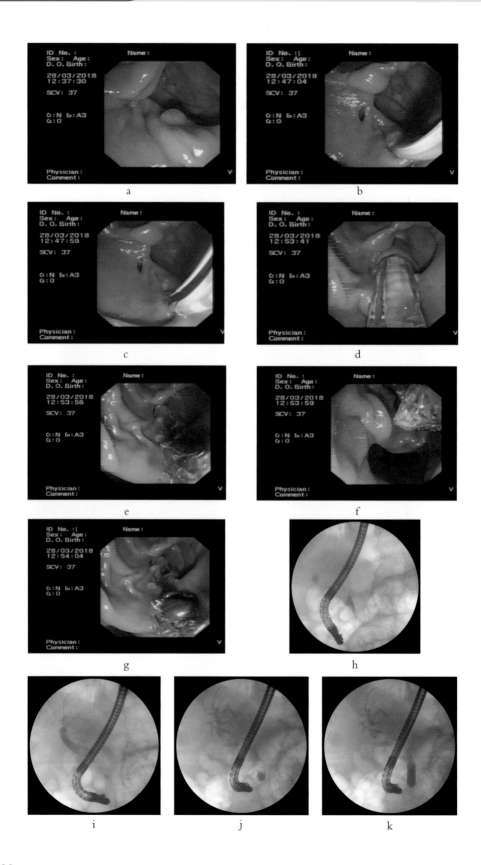

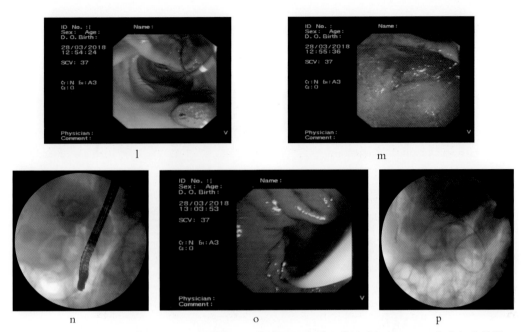

图 2-13-3　ERCP 术中发现十二指肠穿孔，内镜视野看到后腹膜疏松组织，X 线透视见肾影

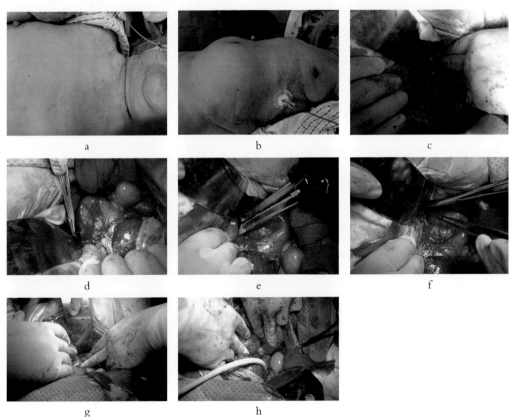

图 2-13-4　术前患者颈部、胸部皮下捻发感，腹部膨隆；术中行十二指肠穿孔修补、胆总管切开探查，放置 T 管引流

5. **治疗结果** 术后复查 CT（图 2-13-5）。

术后恢复情况：因患者高龄，ERCP 术中并发十二指肠穿孔，行开腹手术，术后转 ICU 监护治疗，24 小时后恢复顺利，转回普通病房，血象逐渐恢复正常，无腹腔感染，无胆漏及肠漏，术后第 18 天顺利带 T 管出院。

6. **随访预后** 出院后门诊随访，无胆漏，无胆总管结石复发，无十二指肠梗阻征象，于术后 80 天拔除 T 管，完全康复。

7. **最终诊断** ①胆总管结石；②ERCP 术后十二指肠穿孔。

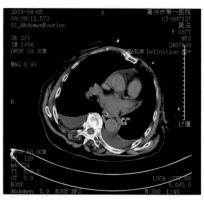

图 2-13-5　术后复查 CT

三、专家点评

穿孔是 ERCP 的少见并发症之一，发生率为 0.2%～0.8%。与其他常见 ERCP 并发症相比，穿孔带来的危害更加严重，处理起来也更加棘手。至今为止，穿孔仍然是 ERCP 医生最担心、最难决策和处理的情况之一。一旦穿孔发现不及时、处理不当或延误最佳手术时机，不但住院时间显著延长、花费巨大，也有相当高的死亡风险。

本病例是一位老年女性患者，从病史介绍和入院辅助检查看，患者除胆总管结石和既往血吸虫感染之外，一般情况尚可。该患者有明确的胆总管结石，肝功能显著异常、胆总管扩张明显，因此有明确的 ERCP 适应证。ERCP 操作过程尚顺利，尽管十二指肠乳头开口位于巨大憩室的边缘，但插管较为顺利，取石的决策正确。患者高龄且乳头位于十二指肠憩室旁，常规十二指肠乳头括约肌切开取石穿孔的风险较大，因此选用小切开联合柱状球囊扩张的策略是恰当的。根据胆总管结石的大小以及乳头的形态，选择扩张至 10 mm 也是恰当的。十二指肠乳头对侧壁穿孔发生在柱状球囊扩张之后，是否与网篮或球囊取石相关未知。术中发现有明确的右侧 X 线肾影和十二指肠黏膜全层撕裂后表现，穿孔诊断及时。与患者家属及时沟通后，于当天进行了开腹手术，穿孔修复顺利，术后无显著并发症。该病例虽不幸在术中出现了十二指肠穿孔，但手术补救及时，处理恰当，预后较好。

ERCP 穿孔按照发生部位主要分为乳头、胰胆管和消化道穿孔。由于金属覆膜支架的广泛使用，乳头和胰胆管穿孔的处理相对简单，而消化道穿孔的处理则较为棘手。消化道穿孔的常见部位为十二指肠上角、十二指肠下角乳头对侧、胃肠道改建术后吻合口周围等，有时与合并十二指肠狭窄或吻合口狭窄有关。表 2-13-1 中列出了 ERCP

穿孔常见的高危因素与可能的机理。其中，与ERCP术中消化道穿孔相关的因素包括高龄、胆管巨大结石、解剖结构异常、操作者不熟练等。分析本病例穿孔的原因，具体可能有几方面：①乳头解剖位置偏低（图2-13-3b），靠近十二指肠下角位置，因此内镜头端贴近十二指肠对侧壁（图2-13-3h，注意内镜头端与十二指肠影相对位置），安全操作空间较小。②操作者取石或送镜动作可能较大，内镜头端击穿乳头对侧壁往往与巨大结石取石过程中网篮或球囊滑脱有关，本例操作内镜图像显示内镜头端离乳头过远（图2-13-3e、图2-13-3f、图2-13-3g），特别是图2-13-4d显示完整的十二指肠肠腔，说明内镜头端已明显抵于十二指肠下角对侧壁，有一定风险。③该患者为高龄，十二指肠黏膜对抗牵拉的能力减弱。该患者更容易发生穿孔的部位是乳头周围，但因手术医生正确决策避免了乳头穿孔的发生；然而，可能选择了安全的、较小的10 mm球囊扩张，导致对胆总管上部较大的结石取石仍有一定困难，从而出现了对侧壁击穿的情况。

表 2-13-1　ERCP穿孔的常见高危因素及相应的机理

高危因素	ERCP穿孔的可能机理
高龄	胃肠道黏膜脆弱，对抗内镜牵拉/推送的能力减弱
EST大切开	切开过大，对切开最高点位置判断有误
胆管巨大结石	操作时间过长导致失误；激光误击穿胆管壁；网篮、球囊从结石旁滑脱导致十二指肠镜击穿对侧壁，或者器械划伤肠黏膜
SOD	乳头较小，切开或扩张的范围不恰当；插管困难，器械穿出壁外
胆管狭窄	柱状球囊扩张直径过大；扩张时机选择不当（如术后早期）
胃肠道改建术后	手术相关的肠道锐角走形或吻合口狭窄；十二指肠镜进镜时对肠腔走形判断不准确
初学者进镜	对十二指肠镜操控不熟练；对胃肠道走形判断不准
使用针状刀	刀丝伸出过长，切开深度判断不佳

手术还是保守？这是ERCP穿孔永远的话题。一方面，延迟手术显著增加了消化道穿孔相关的死亡率，本病例也是及时手术预后良好的一个范例。另一方面，随着ESD、NOTES的广泛开展，内镜下缝合技术的进步以及穿孔的处理越来越有经验，也有越来越多成功进行保守治疗的例子。根据笔者的经验，在内镜相关穿孔的处理时需遵循以下要点：①一般准备：换用带透明帽的直视内镜，使用CO_2，最好能进行插管全麻；②操作者准备：需要由内镜下闭合经验丰富的医生进行操作；③选择合适的闭合策略：选择合适的钛夹，第一个夹子宜选择可旋转开合、口径大的钛夹，有条

件的话也可选择三臂夹，对于常规夹闭有难度时，可进行尼龙圈＋钛夹的荷包缝合方式进行闭合；④充分引流：在穿孔局部放置引流管（如头端带丝线并行钛夹固定的鼻胃管、鼻胆管等），一是减少胆汁、胰液以及胃液对创面的影响，二是可以通过引流管注入造影剂，观察是否存在渗漏的情况；⑤术后观察：观察患者的生命体征和症状的变化情况，当存在造影剂渗漏、持续 SIRS、症状持续无改善或恶化时，需要积极进行手术的干预。

综上，穿孔是 ERCP 医生面临的最具挑战的并发症之一。早期及时发现、医患充分沟通、多学科通力合作和个体化恰当决策是 ERCP 穿孔并发症诊疗的核心要点。

点评专家：潘阳林

ERCP 术后急性胰腺炎 1 例

——赵凤庆　嘉兴市第一医院主任医师

一、病史

1. **患者一般情况**　女性，54 岁。

2. **主诉**　因"反复中上腹痛 20 年，再发 5 天"于 2018 年 10 月 28 日入院。

3. **现病史**　患者 20 年前进食油腻后出现中上腹痛，当时就诊于当地医院，B 超证实胆囊多发结石，建议手术治疗，未接受，此后中上腹痛反复发作，无明显规律。5 天前再发，就诊于本市中医院。

2018 年 10 月 23 日，本市中医院腹部 CT（图 2-14-1）提示：胆总管多发结石伴扩张，肝内外胆管扩张，胆囊增大，胆囊周围渗出改变。

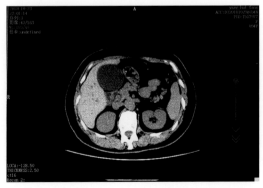

图 2-14-1　腹部 CT

2018 年 10 月 28 日，本市某医院 MRCP（图 2-14-2）提示：胆总管上段多发结石

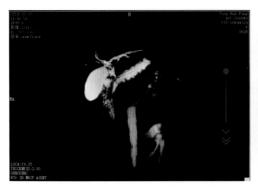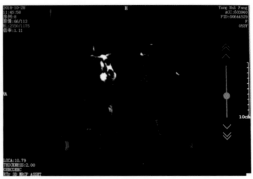

图 2-14-2　MRCP

伴肝内外胆管扩张。

4. **既往史**　无殊。

二、入院查体

1. **入院查体**　神志清，T 37.0 ℃，P 90 次 / 分，R 19 次 / 分，BP 128/84 mmHg，皮肤巩膜无黄染，腹平，全腹触软，右中上腹轻压痛，无反跳痛及肌紧张，全腹未及包块，墨菲征（ + ），肝脾肋下未及，肝区叩击痛阴性，移动性浊音阴性，肠鸣音约 3 次 / 分，未闻及异常血管杂音。

2. **入院诊断**　胆总管结石。

3. **入院后辅助检查**　2018 年 10 月 29 日，血常规：WBC 4.22×10⁹/L，N% 50.2%，HGB 123 g/L，PLT 243×10⁹/L。

2018 年 10 月 29 日，生化分析（病区）：TBil 6.1 μmol/L，DBil 1.7 μmol/L，ALT 13 U/L，AST 15 U/L，ATP 78 U/L，GGT 25 U/L，TBA 1.0 μmol/L，总蛋白（TP）66.9 g/L，ALB 38 g/L，T-CRP 5.0 mg/L。

4. **诊治过程**　进镜顺利，于十二指肠降部找见主乳头，乳头开口裂隙状，背侧隆起较长，且乳头位置偏斜，胆管插管的轴向不满意，插管困难，导丝进入肝十二指肠韧带内间隙，误认为进入胆管，拟跟进切开刀时阻力明显，意识到进入假道，未继续跟进切开刀，于乳头口处低压注射稀释造影剂确认造影剂进入胆管外，但未穿透肝十二指肠韧带。经过反复调整插管方向，最终导丝成功进入胆管，顺利跟进切开刀，造影证实胆管内多发结石。鉴于插管时间较久，且导丝及造影剂穿透胆管壁进入肝十二指肠韧带，故决定暂置鼻胆管，择期再行 ERCP 取石。

2018 年 10 月 30 日行 ERCP（图 2-14-3）。

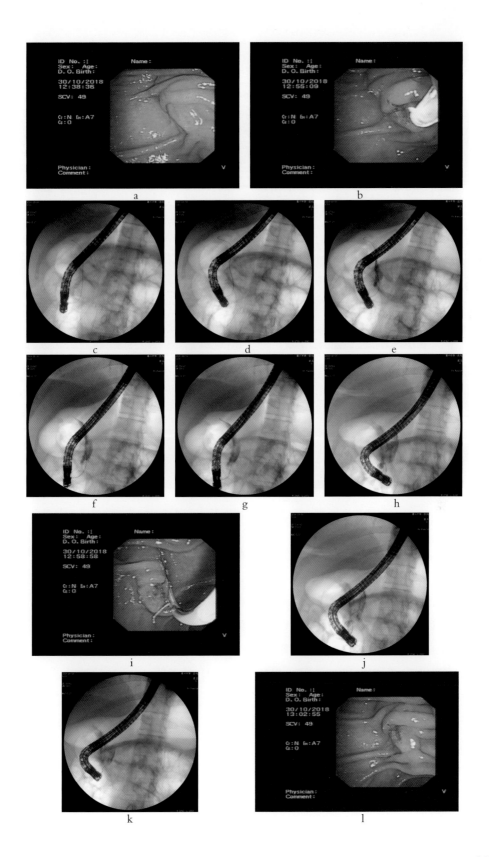

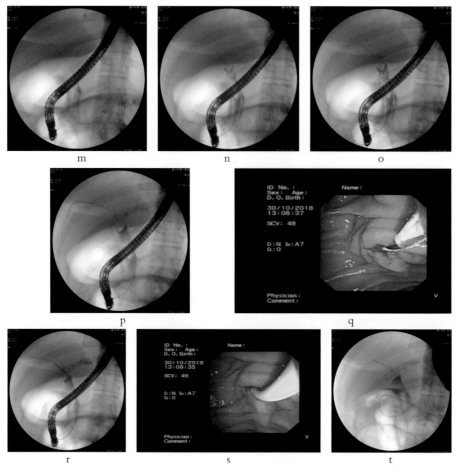

图 2-14-3　ERCP 插管困难，导丝进入间隙，最终成功进入胆管，放置鼻胆管引流

ERCP 术后处理：禁食、抑酸、抑酶、鼻胆管引流，继续使用拉氧头孢钠针 1.0g、IV、BID 抗感染治疗。

5. **治疗结果**　2018 年 10 月 30 日，血常规：WBC 9.02×10^9/L，N% 85.2%，HGB 133 g/L，PLT 230×10^9/L。AMS 126 U/L（参考值：35～135 U/L）。

（1）ERCP 术后第 1 天：2018 年 10 月 31 日，血常规：WBC 9.98×10^9/L，N% 85.1%，HGB 137 g/L，PLT 239×10^9/L。AMS 2212 U/L（参考值：35～135 U/L）。生化分析：TBil 8.8 μmol/L，DBil 2.0 μmol/L，ALT 14 U/L，AST 19 U/L，ALP 92 U/L，GGT 25 U/L，TBA 1.1 μmol/L，TP 76.6 g/L，白蛋白（ALB）43.4 g/L，T-CRP 8.4 mg/L。

改用美罗培南 1g、IV、q8h 抗感染治疗。

留置胃管。

（2）ERCP 术后第 2 天：2018 年 11 月 1 日，上腹部 CT 平扫提示：ERCP+EST 术后，肝内胆管扩张、积气；急性胰腺炎。

（3）ERCP 术后第 3 天：2018 年 11 月 2 日，胆汁细菌培养（2018 年 10 月 30 日术后取样）提示：粪肠球菌。

（4）ERCP 术后第 8 天：患者拒绝再次 ERCP 取石，劝说无效，选择外科手术。2018 年 11 月 7 日，行腹腔镜下胆总管切开取石 + 腹腔镜下胆囊切除术。

（5）ERCP 术后第 10 天（腹腔镜术后第 2 天）：2018 年 11 月 9 日，患者腹腔镜下胆总管切开取石 + 腹腔镜下胆囊切除术后 2 天，患者在劝告无效的情况下自行拔除鼻胆管。

恢复顺利，未发生胆漏。于腹腔镜术后第 7 天顺利出院。

6. **随访预后**　该患者因 ERCP 术中插管困难，导丝及造影剂进入肝十二指肠韧带，未进入游离腹腔或后腹膜，术后发生胰腺炎（轻型），从而使患者对 ERCP 治疗手段失去信任，选择了外科手术。本着尽可能选择微创治疗、减少患者创伤、改善患者术后恢复的原则，行腹腔镜下胆总管切开取石 + 腹腔镜下胆囊切除术，术后恢复满意。

7. **最终诊断**　胆总管结石，ERCP 术后胰腺炎。

三、专家点评

这是一例胆总管结石 ERCP 困难插管、术后并发胰腺炎的病例。具体点评如下：

1. **术前分析**　患者为 54 岁女性，以反复中上腹痛 20 年为主要表现，既往无腹部手术史。结合入院影像学检查，术前诊断除了"胆总管结石"外，应补充"胆总管下端相对狭窄"。对于胆总管结石合并胆管狭窄的病例可以选择 ERCP 治疗。对于这一病例，术前需要注意以下两点：

（1）患者为 50 岁左右女性，术前转氨酶及胆红素完全正常，为 ERCP 术后胰腺炎（PEP）高危人群（表 2-14-1）。术前应给予非甾体抗炎药（NSAIDs）以预防 PEP，并加强围手术期 PEP 预防（表 2-14-2、表 2-14-3）。

（2）患者胆管下端相对狭窄，术前应合理制订治疗方案：①胆道扩张联合取石或碎石；②植入金属 / 塑料支架后择期取石；③多次 ERCP 取石失败后进行外科手术治疗。术前需与患方做好沟通。

表 2-14-1　PEP 危险因素

术者相关	患者相关	操作相关
学员参与或训练不足 中心手术量少（可能）	女性 年龄 < 60 岁 疑似 SOD 既往 PEP 胆红素正常 复发性胰腺炎	困难插管或插管失败 导丝或附件进入胰管 胰管括约肌切开 副乳头括约肌切开 胰管造影剂注射 不充分的球囊扩张原始乳头 晚期预切开 乳头切除

表 2-14-2　围手术期 PEP 预防措施

围手术期 PEP 预防措施
具备预防理念 • 完善术前检查（MRCP、超声内镜等），选择适应证明确的患者（获益越小，风险越大） • 内镜医师能胜任 ERCP • 避免单纯的诊断性 ERCP
术前根据危险因素对患者进行分层 • 风险大于获益时，不进行 ERCP 或转入专科医院进行 ERCP • 术前做好 PEP 预测，对高危人群进行 • 加强围手术期 PEP 预防（术前吲哚美辛栓、围手术期积极水化、术中植入胰管支架）
术中选择合适的内镜技术预防 （1）插管策略 　　①初始插管：导丝引导法（学员）；②困难插管 - 双导丝法（有经验的内镜医师）；③困难插管：早期预切开（内镜专家）；④插管失败 -2～7 天再次尝试 ERCP（或根据情况选择其他操作）。 （2）胰管支架 　　①内镜医师能胜任支架置入；②高危患者置入 5Fr 胰管支架；③避免胰管损伤
术前、术中、术后选择合适的药物预防 • 术前常规使用 100 mg 吲哚美辛栓纳肛 • 高危患者给予吲哚美辛栓、积极水化以及胰管支架联合预防措施

表 2-14-3 推荐的 PEP 预防药物

药物	效果	禁忌	注意事项
吲哚美辛栓 / 双氯芬酸钠栓	一般风险患者降低 53%；高危患者降低 46%；中—重 PEP 降低 83%	4 周内消化性溃疡；消化道出血；溃疡性结肠炎；肾功能不全；心衰；NSAIDs 过敏	术前常规预防优于术后选择性预防；与其他措施联用可增强 PEP 预防效果
乳酸林格液水化	总体 PEP 降低 70%；中—重 PEP 降低 84%	高龄（> 65 岁）；高血压患者（谨慎）；心功能不全Ⅱ级以上；呼吸功能不全；肝硬化或肝功能不全；肾功能不全；高 / 低钠血症	术中 3 mL/(kg·h)+ 术后快速 20 mL/kg+3 mL/(kg·h) 维持 8 小时；与 NSAIDs/ 胰管支架联合使用增强 PEP 预防效果

2.术中分析 进镜顺利，无肠腔狭窄，十二指肠乳头为普通乳头。乳头位置偏斜可能与胃内进镜不顺利有关系，从 X 线片也能看出胃腔扩张明显，可尝试吸引胃腔内气体后重新进镜。术者使用导丝引导法插管并不顺利，需及时调整其他技巧辅助插管（图 2-14-4），例如双导丝法或早期预切开法。插管过程中导丝进入肝十二指肠韧

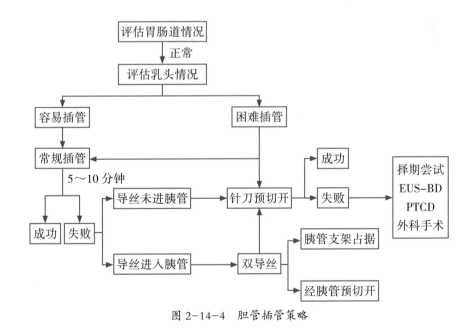

图 2-14-4 胆管插管策略

带间隙，属于导丝操作不当造成的组织损伤，造影未见明显消化道穿孔。对于此类情况，需及时调整插管方法、更换经验丰富的助手或择期再次尝试 ERCP。最终胆管插管成功，提示胆总管结石诊断明确，胆管下端狭窄不明确。内镜图片显示乳头水肿不明显，可考虑行乳头括约肌小切开联合柱状球囊扩张，再进行取石或碎石治疗，术后植入预防性胰管支架。术者考虑操作时间长，并且有术中并发症，行鼻胆管引流，择期 ERCP 也是一种选择。

3. 术后分析　结合患者自身风险及术中操作风险，考虑术后出现胰腺炎风险较高。术后应立即给予乳酸林格液积极水化以降低中—重度 PEP 风险（表 2-14-3）。结合术后血清淀粉酶和 CT 表现，考虑 ERCP 术后胰腺炎诊断明确，应遵循《中国急性胰腺炎诊治指南》规范治疗。最终患者选择外科胆囊切除联合胆管切开取石手术。

4. 综合点评　胆总管结石是较为常见的胆道疾病，目前首选 ERCP 微创治疗。胰腺炎是 ERCP 术后最常见的并发症之一，应根据患者自身因素及术中操作情况，做好基础药物预防及围手术期联合预防。对于合并胆囊结石的胆总管结石患者，可先行 ERCP，择期行胆囊切除术。对于存在胆管狭窄的胆总管结石患者，要结合术前影像及术中造影综合判断，可选择内镜或外科手术治疗。

针对该病例，应加强 ERCP 术后胰腺炎围手术期预防，术中及时调整插管策略，插管成功后应尝试取石操作。鉴于患者最终选择外科胆管切开取石手术，应加强术后随访，观察有无胆管结石复发。

点评专家：潘阳林

参考文献

[1] Parekh PJ, Majithia R, Sikka SK et al. The "Scope" of Post-ERCP pancreatitis. Mayo Clin Proc 2017; 92: 434-448.

[2] Thaker AM, Mosko JD, Berzin TM. Post-endoscopic retrograde cholangiopancreatography pancreatitis. Gastroenterol Rep (Oxf) 2015; 3: 32-40.

[3] Wang AY, Strand DS, Shami VM. Prevention of Post-Endoscopic Retrograde Cholangiopancreatography Pancreatitis: Medications and Techniques. Clin Gastroenterol Hepatol 2016; 14: 1521-1532 e1523.

[4] Tringali A, Loperfido S, Costamagna G. Post-endoscopic retrograde cholangiopancreatography (ERCP) pancreatitis. UpToDate 2018, DOI.

[5] 中华医学会外科学分会胰腺外科学组. 中国急性胰腺炎诊治指南（2021）. 中

国实用外科杂志 2021; 41.

第十五节
肝门部胆管狭窄 1 例
——赵凤庆　嘉兴市第一医院主任医师

一、病史

1. **患者一般情况**　男性，79 岁。
2. **主诉**　因"中上腹痛伴皮肤巩膜发黄 1 周"于 2017 年 11 月 6 日入院。
3. **现病史**　2017 年 11 月 5 日胸部 CT（图 2-15-1）：肝硬化征象；胆囊术后缺如，肝总管及胆总管上段狭窄伴肝内胆管扩张，建议 MR 增强 +MRCP 检查；右侧心膈角区及肝周多发淋巴结显示；前列腺密度不均，建议超声检查。附见：两肺下叶间质性肺炎；左肺胸膜下结节团块影，建议胸部 CT 增强检查。

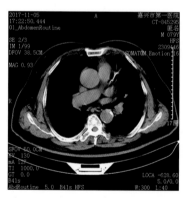

图 2-15-1　2017 年 11 月 5 日胸部 CT

4. **既往史**　有高血压病史 8 年、糖尿病病史 10 年。目前口服格列齐特缓释片一天 1 次、每次 60 mg，格列美脲片一天 1 次、每次 1 mg，盐酸吡格列酮片一天 1 次、每次 15 mg 降糖，替米沙坦一天 1 次、每次 80 mg 降压。

二、入院治疗

1. **入院查体**　T（耳）36.8℃，P 85 次 / 分，R 19 次 / 分，BP 143/64 mmHg，神志清，皮肤巩膜黄染，锁骨上未及肿大淋巴结，心肺听诊无殊，腹平，腹壁未见曲张静脉及蠕动波，腹软，肝脾肋下未及，中上腹轻度压痛，无反跳痛及肌紧张，未及包块，墨菲征（−）；肝区叩痛阴性，移动性浊音阴性，双肾区无叩痛；肠鸣音 4 次 / 分，未闻及气过水声。双下肢无水肿。

2. **入院诊断**　肝门部胆管恶性狭窄、高血压、糖尿病。

3. **入院后辅助检查**　2017 年 11 月 11 日，胸部增强 CT：左肺上叶胸膜下结节，良性可能，恶性不除外，请复查。两肺间质性肺炎，两肺多发肺大泡；前纵隔结节；纵隔多发淋巴结显示。主动脉及冠状动脉钙化。附见：肝硬化，胆管扩张；右侧心膈角区及肝周多发淋巴结显示。

2017 年 11 月 11 日，上腹部增强 MR+MRCP（图 2-15-2）：肝脏形态不规则，肝缘凹凸不平，肝裂加宽，肝叶比例失调，肝内胆管显著扩张，胆总管上段管壁增厚，管腔狭窄，其内见结节状稍高信号影，增强后可见强化。胆囊缩小。脾脏大，未见异常强化灶。心膈角及肝周多发淋巴结显示，部分肿大。附见：两肺下叶间质性病变。

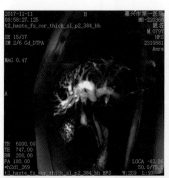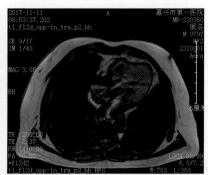
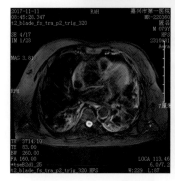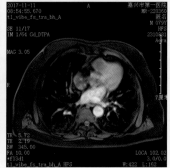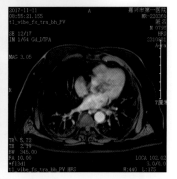

图 2-15-2　2017 年 11 月 11 日上腹部增强 MR+MRCP

4. **诊治过程**

（1）放置肠道支架：自口进镜顺利，食道黏膜红肿，贲门口未见出血；进入胃腔后，可见胃内少量液体积聚，进镜到胃窦部，可见胃窦轻度扭转，幽门开口尚可，通过幽门约 2 cm 处，可见肠腔狭窄，直径约 5 mm。进镜困难，无法通过狭窄段，置入造影导管和导丝，造影提示十二指肠降部起始段约 1.5 cm 狭窄段，远端肠管肠腔通畅。退镜到胃窦部，顺导丝置入金属支架 1 枚（图 2-15-3）；近、远端均超过狭窄处 2 cm，吸去胃内液体和气体后退镜。

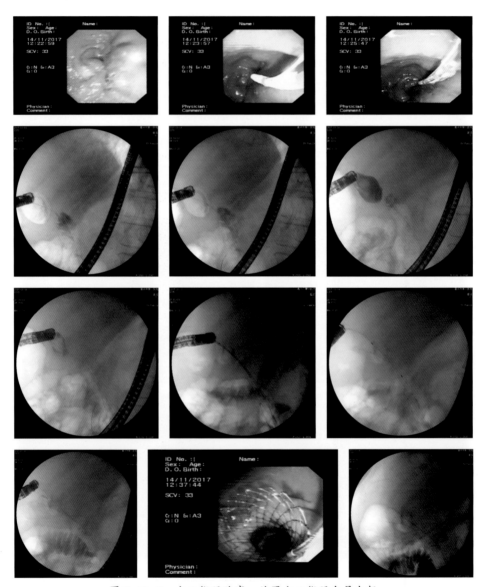

图 2-15-3　十二指肠狭窄，放置十二指肠金属支架

2017 年 11 月 15 日复查（图 2-15-4）。

（2）放置胆道支架（图 2-15-5）：自口进镜顺利，食道黏膜红肿，贲门口未见出血；进入胃腔后，进镜到胃窦部，幽门开口处见肠道支架，经支架腔进镜顺利达十二指肠降部，找见主乳头，沿途观察支架贴壁肠黏膜异常增生，质地偏硬。导丝引导下插管，成功入胆管，导丝超选至左侧肝内胆管，行奥狄括约肌小切开，约 5 mm，无明显渗血。再次导丝引导下插管，反复努力后超选至右侧肝内胆管分支，低压稀释造影剂造影见肝门部胆管狭窄，确认位置，分别顺导丝同时置入 8 mm×8 mm 的金属支架各一枚至左、右肝内胆管分支，透视下同步释放支架，即见浑浊胆汁及造影剂混合液涌出。

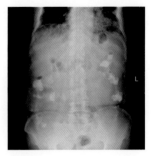

图 2-15-4 腹部平片提示十二指肠支架位置及扩张程度均满意

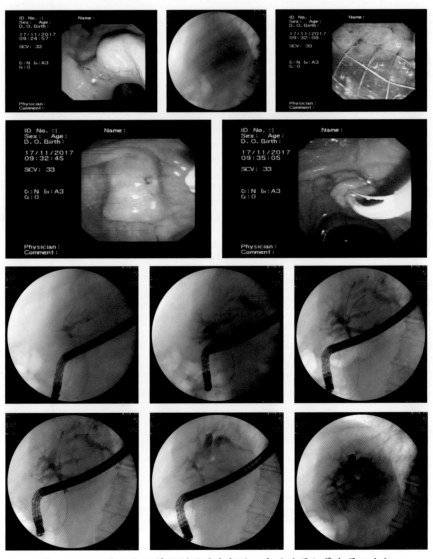

图 2-15-5 十二指肠镜顺利通过支架腔，成功放置胆管金属双支架

5.治疗结果 2017年11月18日复查（图2-15-6、图2-15-7）。

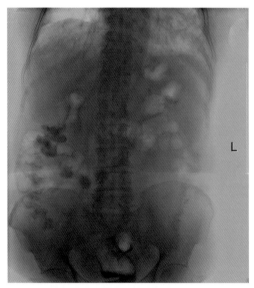

图 2-15-6　2017年11月18日腹部CT

生化分析（病区）

第一医院检验报告单

No	项目	结果		参考值	单位	No	项目	结果		参考值	单位
1	总胆红素	460.9	↑	3.4-20.0	μmol/L	24	甘油三酯	3.06	↑	0.56-1.70	mmol/L
2	直接胆红素	349.5	↑	0.0-7.2	μmol/L	25	高密度脂蛋白胆固醇	0.41	↓	0.90-2.27	mmol/L
3	间接胆红素	111.4	↑	0.0-20.0	μmol/L	26	低密度脂蛋白胆固醇	1.55		1.50-3.37	mmol/L
4	谷丙转氨酶	28		9-50	IU/L	27	载脂蛋白-A1	0.17	↓	1.00-2.05	g/L
5	谷草转氨酶	34		15-40	IU/L	28	载脂蛋白-B	1.31		0.45-1.19	g/L
6	碱性磷酸酶	200	↑	45-125	IU/L	29	载脂蛋白C2	17.02		16.00-42.00	mg/l
7	谷氨酰转肽酶	400	↑	10-60	IU/L	30	载脂蛋白-E	74.3	↑	29.0-53.0	mg/L
8	胆汁酸	44.1	↑	0.0-10.0		31	脂蛋白(a)	20.6		0.0-300.0	mg/L
9	甘氨酰脯氨酸氨基肽酶	94		44-116	U/L	32	游离脂肪酸	0.60		0.10-0.90	mmol/L
10	总蛋白	56.7	↓	65.0-85.0	g/L	33	肌酐	67.5		44.0-117.0	μmol/l
11	白蛋白	33.3	↓	40.0-55.0	g/L	34	肾小球滤过率估算值	125		85-125	ml/(min
12	球蛋白	23.4		20.0-40.0	g/L	35	尿素氮	3.65		3.60-9.50	mmol/L
13	白球比	1.42		1.20-2.40		36	尿酸	61.1	↓	150.0-430.0	μmol/L
14	钾	3.80		3.50-5.30	mmol/L	37	β2-微球蛋白	2.72		1.00-3.00	mg/L
15	钠	135.3	↓	137.0-147.0	mmol/L	38	视黄醇结合蛋白	9.3	↓	25.0-69.0	mg/L
16	氯	101.6		99.0-110.0	mmol/L	39	渗透压	277.4		275.0-305.0	mOsm/L
17	钙	2.17		2.11-2.52	mmol/L	40	葡萄糖	13.07	↑	3.90-6.10	mmol/L
18	磷	0.40	↓	0.85-1.51	mmol/L	41	腺苷脱氨酶	5.5		4.0-24.0	U/L
19	镁	0.81		0.75-1.02	mmol/L	42	超敏C反应蛋白	132.9	↑	0.0-8.0	mg/L
20	乳酸脱氢酶	304	↑	120-250	IU/L	43	纤维结合蛋白	200.6	↓	250.0-600.0	mg/L
21	磷酸肌酶	44	↓	50-310	IU/L	44	唾液酸	0.71		0.46-0.75	g/L
22	CK同工酶	17		0-24	IU/L	45	前白蛋白	17.1	↓	200.0-400.0	mg/L
23	总胆固醇	3.17		3.10-5.70	mmol/L	46	溶血	0		0-3	

采样时间：　2017-11-18 09:55:37　　　检验日期：2017年11月18日　报告日期：2017年11月18日12时35分

a.术后第一天胆红素明显升高

No	项目	结果		参考值	单位	No	项目	结果	参考值	单位
1	总胆红素	396.2	↑	3.4-20.0	μmol/L	21	镁	0.79	0.75-1.02	mmol/L
2	直接胆红素	316.2	↑	0.0-7.2	μmol/L	22	淀粉酶	43	35-135	IU/L
3	间接胆红素	80.0	↑	0.0-20.0	μmol/L	23	腺苷脱氨酶	6.0	4.0-24.0	U/L
4	谷丙转氨酶	25		9-50	IU/L	24	溶血	0	0-3	
5	谷草转氨酶	30		15-40	IU/L	25	混浊	0		
6	碱性磷酸酶	168	↑	45-125	IU/L					
7	谷氨转肽酶	300	↑	10-60	IU/L					
8	胆汁酸	63.1	↑	0.0-10.0	μmol/L					
9	甘胆酸	27.4	↑	0.0-10.0	mg/L					
10	α-L-岩藻糖苷酶	35		0-40	U/L					
11	甘氨酰脯氨酸二肽基肽I	98		44-116	U/L					
12	总蛋白	50.0	↓	65.0-85.0	g/L					
13	白蛋白	28.4	↓	40.0-55.0	g/L					
14	球蛋白	21.6		20.0-40.0	g/L					
15	白球比	1.31		1.20-2.40						
16	钾	3.42	↓	3.50-5.30	mmol/L					
17	钠	133.9	↓	137.0-147.0	mmol/L					
18	氯	99.8		99.0-110.0	mmol/L					
19	钙	2.00	↓	2.11-2.52	mmol/L					
20	磷	0.50	↓	0.85-1.51	mmol/L					

采样时间：2017-11-19 10:05:33　　检验日期：2017年11月19日　　报告日期：2017年11月19日12时58分

b. 术后第二天胆红素下降

图 2-15-7　术前术后肝功能对比

（3）2017 年 11 月 20 日病程记录。

患者突发呼吸困难，伴大汗淋漓，听诊双肺大盘湿啰音，考虑肺部感染，予以改 I 级护理，并 ICU 紧急会诊，拟行胸部 CT 检查。

患者病情进展迅速，改行床边摄片。

会诊意见：紧急气管插管，转 ICU。

病情变化情况：患者突然意识丧失，呼之不应，伴短阵抽搐，查双瞳 0.2/0.2 cm，对光消失，心电监护示逸搏心律。

抢救时间及措施：2017 年 11 月 20 日 12 : 30 立即予胸外心脏按压，呼吸机辅肋通气支持，联系麻醉科会诊。

2017 年 11 月 20 日 12 : 30、12 : 36 分别予以盐酸肾上腺素针 1 mg 静脉注射，持续心肺复苏抢救。12 : 40 予以盐酸肾上腺素针 5 mg 稀释液 10 mL/h 微泵维持，紧急行气管插管并持续心肺复苏。

抢救过程：

①操作名称：紧急气管插管操作记录。

②操作时间：2017 年 11 月 20 日 12 : 40。

③操作步骤：患者取平卧位，头后仰，经口明视下插入气管导管 ID 7.0 mm，深度 22 cm，放置牙垫，确认在气管内，听诊双肺呼吸音对称，气囊充气，胶布固定。

结果与患者情况：患者情况极差，插管后手指指尖血氧饱和度改善。

病情变化情况：患者应用大剂量升压药物仍无法恢复自主呼吸、心率，血压明显偏低。

抢救时间及措施：继续予床边心肺复苏、肾上腺素针、去甲肾上腺素针。患者于2017 年 11 月 20 日 13：47 出现瞳孔散大固定，心电监护呈一直线，心音消失，大动脉搏动消失，宣告临床死亡。

6. 随访预后　死亡。

7. 最终诊断　无。

三、专家点评

心跳呼吸骤停原因？

经验教训？

这是一位高位胆道梗阻伴上消化道梗阻的高龄患者，同时有腹腔多发淋巴结肿大，临床首先考虑肿瘤性病变，如胆管癌累及肠道或十二指肠癌继发胆道梗阻（直接侵犯或淋巴结压迫）。对于恶性梗阻，内镜下金属支架植入是公认优选的姑息手段。但是患者在院期间突发呼吸循环衰竭致死亡，除肿瘤本身因素外，由于相距内镜介入治疗仅仅 3 天，亦需审视治疗过程及围术期的诸多环节。我们注意到胆道支架植入后的血生化结果，胆红素水平始终居高不下，而 hr-CRP 更高达 132 mg/L，提示胆道引流不佳，可能并发胆管炎，甚至感染性休克。胆管炎是高位胆道梗阻内镜治疗最为常见的并发症，采用预防性抗生素治疗、避免造影剂的过量注射、充分胆道引流等手段可以最大限度降低感染风险。此外，从病程记录看，病情骤变亦需考虑：①急性肺梗死，大面积的肺栓塞可以造成急性呼吸衰竭并影响血流动力学；②急性心梗、左心衰、肺水肿。急诊床旁血气、心电图能够提供证据线索，必要时可行血管 CTA、核素 V/Q 显像和心脏彩超。

点评专家：吴晰

第十六节

胰管结石误诊误治 1 例

——董金良　浙江省舟山医院主任医师

一、病史

1. **患者一般情况**　女性，50 岁。

2. **主诉**　上腹部、腰背部疼痛 4 天。

3. **现病史**　患者 4 天前突发上腹部、腰背部疼痛，伴恶心呕吐 1 次，至当地医院治疗 4 天，疼痛持续存在并逐渐加重，于 2020 年 7 月 21 日晚入住我院。曾在外院就诊行腹部 CT 平扫（图 2-16-1）提示"胆总管下端结石；伴其上胆总管、主胰管扩张；胰腺萎缩"。

4. **既往史**　既往有糖尿病病史 2 年，口服降糖药治疗，自诉血糖控制良好。

二、入院治疗

1. **入院查体**　巩膜有黄染，心肺无异常，R 78 次 / 分，BP 125/78 mmHg，右上腹压痛，无反跳痛，腹肌软，余腹部无明显压痛。

2. **入院诊断**　①胆总管下端结石；②急性胆源性胰腺炎（图 2-16-2）。

3. **入院后辅助检查**

（1）AST 92 U/L，ALT 104 U/L，TBil 46.8 μmol/L，DBil 26.2 μmol/L，AMS 607 U/L，血糖 10.1 μmol/L。

（2）WBC 12.1×10^9/L，N% 81%。

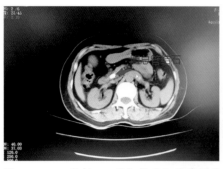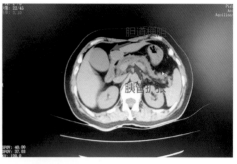

图 2-16-1　腹部 CT 平扫提示胆总管下端结石；伴其上胆总管、主胰管扩张；胰腺萎缩

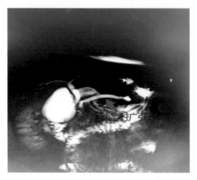

图 2-16-2　MRCP 提示胰管扩张

4. 诊治过程

（1）经抗感染、护肝治疗，症状有缓解，完善术前准备。

（2）2020 年 7 月 24 日，行 ERCP，乳头稍水肿，插管顺利，见胆总管轻度扩张，无明显充盈缺损，小切开后取出少量淤泥。鼻胆管引流。

（3）2020 年 7 月 25 日，复查 AST 52 U/L，ALT 62 U/L，TBil 25.2 μmol/L，DBil13.4 μmol/L，AMS 203 U/L，血糖 7.9 μmol/L，WBC 9.8×10⁹/L，N% 76%。考虑十二指肠乳头处结石排出。

（4）主管医生于 2020 年 7 月 28 日行腹腔镜胆囊切除术。

5. 治疗结果

（1）出院前患者无明显不适，复查 AST 44 U/L，ALT 45 U/L，TBil 18.2 μmol/L，DBil 12.8 μmol/L，AMS 98 U/L，血糖 8.1 μmol/L，WBC 6.8×10⁹/L，N% 67%。未复查 CT。

（2）患者于 2020 年 8 月 11 日因上腹部疼痛 5 天再次入院。

查体：无黄疸，右上腹压痛，余无殊。

复查：AST 54 U/L，ALT 56 U/L，TBil 16.2 μmol/L，DBil 9.6 μmol/L，AMS 135 U/L，血糖 5.6 μmol/L，WBC 9.8×10⁹/L，N% 77%。

6. 再次分析病情

（1）首次入院，肝功能轻度异常，胆管扩张轻，胰管扩张、胰腺萎缩，无明显胆管炎表现，但有腰背酸痛。

（2）ERCP 未见明显结石，未取出可能性极小。

（3）术后近期再次发作，无胆道感染表现。

（4）胰管扩张进一步加重，胰周渗出（图 2-16-3）。

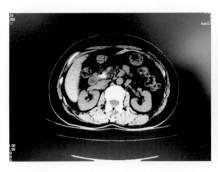
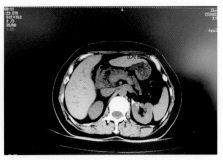

图 2-16-3　腹部 CT 提示胆总管下端十二指肠乳头区结石可能，胰管扩张，胰周渗出性改变，胆囊术后改变

7. 明确诊断　①慢性胰腺炎急性发作；②胰管结石。

8. 随访预后　上海某院 1：检查 1 周后，诊断胰管结石，建议转院。

上海某院 2：检查 4 天后体外碎石，3 天后行 ERCP 检查，取出部分结石，并放置胰管支架 1 枚。

术后 2 个月复查，目前患者无明显不适（图 2-16-4）。

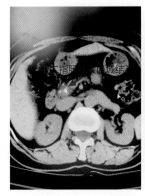
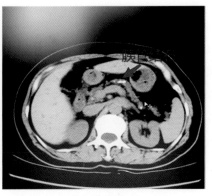

图 2-16-4　复查腹部 CT 平扫可见少量胰管结石残留

9. 最终诊断　①慢性胰腺炎急性发作；②胰管结石。

10. 本例思考

（1）ERCP 考虑结石排出，未复查 CT，导致诊断延误。是否存在不足？是否需常规复查 CT？

（2）腹腔镜胆囊切除术存在过度治疗？

（3）ERCP 术前对胆胰结合部结石判断？超声内镜？

（4）ERCP 术中胆总管造影未见结石，是否建议行胰管造影？

（5）胰管结石何时选择先体外碎石？专用碎石机？

（6）胰管结石取尽后常规胰管支架？

（7）再次取石时机？

三、专家点评

这是一份首次治疗时误治的病例，在二次就诊修正诊断后得到了针对性治疗，截稿时疗程尚未结束。两次内科相关治疗（首次为单纯 ERCP，二次为 ESWL+ERCP）前都有明确适应证，但治疗过程并不顺利，病例具有警示意义。

首次 ERCP 前误诊因素：

（1）误诊胆总管结石（common bile duct stones，CBDS）理由：患者临床症状表现及肝功变化倾向为胆道疾病，CT 影像在胰头部位有结石影。

（2）被忽略的问题：术者读片时，在 MRCP 只看到了胰管扩张，没有注意到主胰管头部有充盈缺损，胆总管末端未显示清楚（被胆囊遮挡）。

（3）首次 ERCP 中诊断与术前诊断不符，取出少量胆泥，认为是自然排石，未进行影像回顾或影像复查再确认，有主观大意之过。诊疗过程中也一直未报告是否做了US 检查。

该病例临床借鉴意义：

（1）术前对影像学进行充分细致的读片非常重要。该病例没有在 MRCP 片中发现主胰管头部有充盈缺损，漏掉了修正诊断的机会。

（2）当 ERCP 检查结果与术前诊断不一致时，判定为自然排石要慎重。应该回顾和对照影像学检查，必要时复查术前阳性的检查项目，进行前后影像对照。

（3）MRCP 角度不佳，CBDS 末端被胆囊遮挡，消化医生应该和影像医生沟通，以获得良好的、对诊断有帮助的影像。

点评专家：唐秀芬

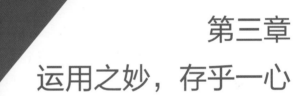

第三章

运用之妙，存乎一心

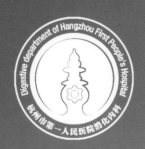

第一节

鼻胆管与支架序贯引流救治老年急性梗阻性化脓性胆管炎 1 例

——薛秀成　浙江省嘉善县第一人民医院主任医师

一、病史

1. 患者一般情况　男性，78 岁。

2. 主诉　因"上腹胀痛 3 天，加重 1 天伴意识不清 1 小时"于 2021 年 1 月 25 日急诊入院。

3. 现病史　患者于 3 天前在家无明显诱因下出现中上腹持续性胀痛，伴右肩背部放射痛，无心前区绞痛，无胸骨后压榨濒死感，伴恶心呕吐，非喷射状呕吐，呕吐物为胃内容物，呕吐后胀痛减轻，感乏力、纳差，伴畏寒、发热，最高 T 40℃，无咳嗽、咳痰，无胸闷、心悸，无头痛，感头晕，伴眼黄、尿黄，无皮肤瘙痒，无腹泻，无尿频、尿急、尿痛，当时腹痛可忍受，未到医院就诊。1 天前腹痛较前明显加重，呕吐后腹胀无明显缓解，24 小时仅小便 1 次，量约 100 mL，尿色深如浓茶。1 小时前突发意识不清，被人发现后呼叫 120，由救护车送至我院急诊。2021 年 1 月 25 日，血常规：WBC 21.1×10^9/L，中性粒细胞计数（NEUT）20.1×10^9/L，CRP 104.16 mg/L；急诊心肌酶谱：AST 112 U/L，乳酸脱氢酶 806 U/L，血乳酸 9.6 mmol/L，血钾 2.9 mmol/L，Cr 135 μmol/L。头胸腹 CT 提示：左肺下叶炎症；胆囊结石，胆囊炎，胆总管下段结石；双肾周渗出。急诊头颅 CT 未见明显急症征象。急诊予补液扩容、升压等抢救处理，请我科会诊，与家属沟通，建议急诊 ERCP 治疗，患者家属拒绝医生建议，只要求补液、抗炎等简单治疗措施，对不良预后表示可以接受，遂拟"胆总管结石伴胆管炎"收住入院。

4. 既往史　否认高血压、糖尿病、心脏病等慢性疾病史；有肺部手术史，具体术式不详；安乃近过敏史。

5. **既往内镜诊治经过** 无。

二、入院治疗

1. **入院查体** T 38.0℃，P 108次/分，R 24次/分，BP 78/51 mmHg（升压药维持中），意识模糊，呼吸急促，皮肤巩膜黄染，颈软无抵抗；双肺呼吸音粗，未闻及干湿性啰音；心律齐，心率快，未闻及杂音；腹部平坦，未见胃肠型蠕动波，未见皮疹、出血点、静脉曲张，中上腹压痛，伴反跳痛及肌卫，墨菲征（+）；肝脾肋下未及，未及包块，肝区叩击痛（+），肾区无叩击痛，肠鸣音约3次/分，移动性浊音阴性。双下肢无水肿。

2. **入院诊断** ①脓毒性休克伴意识模糊；②急性胆管炎（Grade Ⅲ）；③梗阻性黄疸；④肝功能不全；⑤肾功能不全（无尿期）；⑥凝血功能障碍；⑦呼吸功能障碍；⑧低钾血症；⑨胆囊结石伴急性胆囊炎；⑩肺部感染。

3. **入院后辅助检查**

（1）实验室检查。2021年1月25日，血常规：WBC 21.1×10^9/L，N% 95.2%，PLT 126×10^9/L，CRP 104.16 mg/L。血生化：AST 112 U/L，乳酸脱氢酶806 U/L，钾离子2.9 mmol/L，Cr 135 μmol/L。血气分析：pH 7.458，氧分压74.9 mmHg，二氧化碳分压22.0 mmHg，血乳酸9.6 mmol/L，肌钙蛋白0.076 ng/mL。凝血功能：凝血酶原时间11.4秒，纤维蛋白原4.2 g/L，D-二聚体23020 μg/L。

（2）影像学检查（图3-1-1、图3-1-2）。

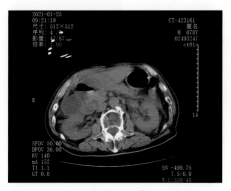

图3-1-1 CT平扫见胆囊明显肿大、胆总管扩张、胆总管结石

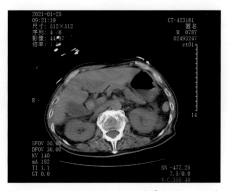

图3-1-2 CT平扫见胆总管扩张、胆总管下段巨大结石

4. **诊治过程** 在患者家属已经放弃一切积极抢救措施的情况下，本着生命至上的救人原则，经过反复耐心细致的劝说，家属终于同意接受急诊ERCP+ENBD（2021

年1月25日）。

（1）急诊ERCP+ENBD（第一次ERCP，图3-1-3～图3-1-9）。

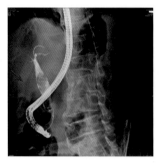

图3-1-3　急诊ERCP（2021年1月25日）见胆总管多发巨大结石

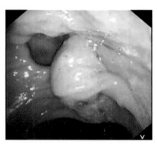

图3-1-4　憩室旁乳头，乳头结石嵌顿

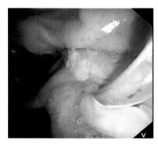

图3-1-5　成功插管后见大量脓液涌出

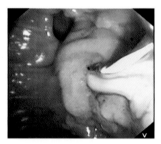

图3-1-6　反复吸引，尽量吸出更多脓液

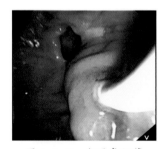

图3-1-7　留置鼻胆管

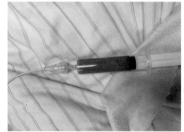

图3-1-8　留取脓液送细菌培养＋药敏鉴定

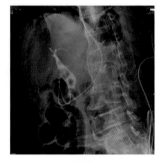

图3-1-9　结束操作，安返病房

（2）急诊ERCP术后辅助检查（2021年1月25日）。

①血常规：WBC 33.7×10^9/L，N% 95.9%，PLT 67×10^9/L，CRP 176.18 mg/L。

②血生化：AST 471 U/L，AMS 410 U/L，乳酸脱氢酶1165 U/L，钾离子3.96 mmol/L，Cr 201 μmol/L。

③血气分析：pH 7.216，氧分压97.8 mmHg，二氧化碳分压36.1 mmHg，血乳酸5.5

mmol/L。

④肌钙蛋白 0.172 ng/mL。

⑤凝血功能：凝血酶原时间 14 秒，纤维蛋白原 4.43 g/L，D- 二聚体 15870 μg/L。

⑥细菌培养：结果是大肠杆菌。

（3）ERCP+ERBD（第 2 次 ERCP）（图 3-1-10～图 3-1-13）。

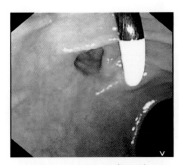

图 3-1-10 见鼻胆管

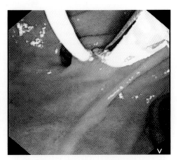

图 3-1-11 插管成功

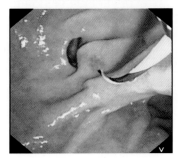

图 3-1-12 拔出鼻胆管

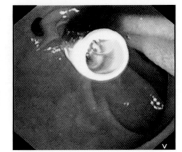

图 3-1-13 放置塑料支架

（4）用药、器械及综合抢救措施。

①ERCP 术中用药及器械：主机、十二指肠镜、乳头切开刀、导丝、鼻胆管、塑料支架。术前静脉推注咪达唑仑 1 mg、山莨菪碱 10 mg，肌注盐酸哌替啶 50 mg（第二次 ERCP）。

②综合抢救措施：抗休克体位，禁食、一级护理、吸氧、心电监护、血氧饱和度监测，中心静脉置管，两路静脉补液，一路升压药维持（2021 年 1 月 26 日停用），注射用亚胺培南西司他丁钠 1 g，静脉滴注，每 8 小时 1 次（后根据药敏改为头孢他啶 2 g，静脉滴注，一天 2 次），抗炎，护肝、护胃、白蛋白、抗凝、纠正凝血、纠正酸中毒、升压、强心、利尿、补液支持等对症治疗。

5. 治疗结果

（1）2021 年 1 月 26 日低脂流质饮食，停升压药。

（2）2021 年 1 月 27 日低脂半流质饮食，下床活动。

（3）2021年2月4日停抗生素。

（4）2021年2月6日 ERCP+ERBD。

（5）2021年2月9日康复出院。

6. 相关指标回顾（图 3-1-14～图 3-1-29）

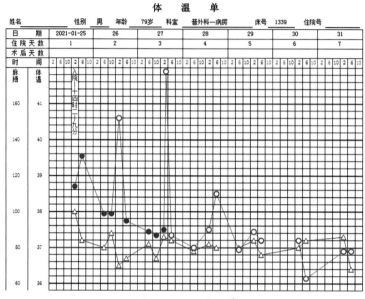

图 3-1-14　体温单

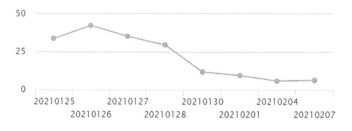

	项目名称	结果	检验日期	定性	参考值
1	白细胞计数	33.7	20210125201659	↑	3.5-9.5
2	白细胞计数	42.2	20210126104229	↑↑↑	5.0-12.0
3	白细胞计数	35.1	20210127112040	↑	3.5-9.5
4	白细胞计数	29.5	20210128104416	↑	3.5-9.5
5	白细胞计数	11.8	20210130081101	↑	3.5-9.5
6	白细胞计数	9.5	20210201082223		3.5-9.5
7	白细胞计数	5.9	20210204080424		3.5-9.5
8	白细胞计数	6.4	20210207081542		3.5-9.5

图 3-1-15　WBC

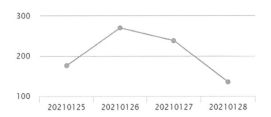

	项目名称	结果	检验日期	定性	参考值
1	超敏C-反应蛋白	176.18	20210125201659	↑	0.00-8.00
2	超敏C-反应蛋白	270.42	20210126104229	↑	0.00-8.00
3	超敏C-反应蛋白	238.59	20210127112040	↑	0.00-8.00
4	超敏C-反应蛋白	135.46	20210128104416	↑	0.00-8.00

图 3-1-16　CRP

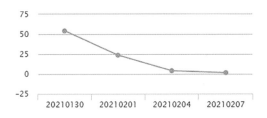

	项目名称	结果	检验日期	定性	参考值
1	超敏C反应蛋白	54.24	20210130081101	↑	0.00-8.00
2	超敏C反应蛋白	23.74	20210201082223	↑	0.00-8.00
3	超敏C反应蛋白	4.18	20210204080424		0.00-6.00
4	超敏C反应蛋白	1.69	20210207081542		0.00-6.00

图 3-1-17　CRP

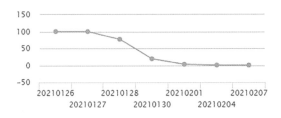

	项目名称	结果	检验日期	定性	参考值
1	降钙素原	>100.00	20210126071428	↑	0.00-0.50
2	降钙素原	>100.00	20210127111935	↑	0.00-0.50
3	降钙素原	77.13	20210128104428	↑	0.00-0.50
4	降钙素原	19.28	20210130081456	↑	0.00-0.50
5	降钙素原	3.05	20210201072022	↑	0.00-0.50
6	降钙素原	0.56	20210204081149	↑	0.00-0.50
7	降钙素原	0.23	20210207053137		0.00-0.50

图 3-1-18　降钙素原

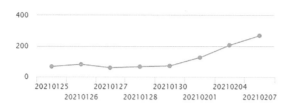

	项目名称	结果	检验日期	定性	参考值
1	血小板计数	67	20210125201659	↓	125-350
2	血小板计数	81	20210126104229	↓	125-350
3	血小板计数	59	20210127112040	↓	125-350
4	血小板计数	66	20210128104416	↓	125-350
5	血小板计数	71	20210130081101	↓	125-350
6	血小板计数	126	20210201082223		125-350
7	血小板计数	207	20210204080424		125-350
8	血小板计数	269	20210207081542		125-350

图 3-1-19 PLT

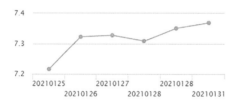

	项目名称	结果	检验日期	定性	参考值
1	PH[校正]	7.216	20210125202135	↓	7.350-7.450
2	PH[校正]	7.323	20210126104214	↓	7.350-7.450
3	PH[校正]	7.328	20210127111749	↓	7.350-7.450
4	PH[校正]	7.309	20210128104425	↓	7.350-7.450
5	PH[校正]	7.351	20210128115046		7.350-7.450
6	PH[校正]	7.369	20210131103641		7.350-7.450

图 3-1-20 pH

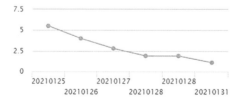

	项目名称	结果	检验日期	定性	参考值
1	全血乳酸	5.5	20210125202135	↑	0.5-1.6
2	全血乳酸	4.0	20210126104214	↑	0.5-1.6
3	全血乳酸	2.8	20210127111749	↑	0.5-1.6
4	全血乳酸	1.9	20210128104425	↑	0.5-1.6
5	全血乳酸	1.9	20210128115046	↑	0.5-1.6
6	全血乳酸	1.1	20210131103641		0.5-1.6

图 3-1-21 全血乳酸

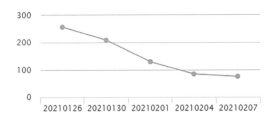

	项目名称	结果	检验日期	定性	参考值
1	肌酐	257	20210126083552	↑	57-111
2	肌酐	209	20210130083157	↑	57-111
3	肌酐	129	20210201084732	↑	57-111
4	肌酐	84	20210204080039		57-111
5	肌酐	75	20210207081203		57-111

图 3-1-22　Cr

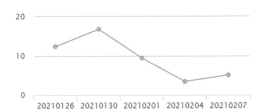

	项目名称	结果	检验日期	定性	参考值
1	尿素	12.39	20210126083552	↑	3.60-9.50
2	尿素	16.81	20210130083157	↑	3.60-9.50
3	尿素	9.46	20210201084732		3.60-9.50
4	尿素	3.43	20210204080039	↓	3.60-9.50
5	尿素	5.09	20210207081203		3.60-9.50

图 3-1-23　尿素氮

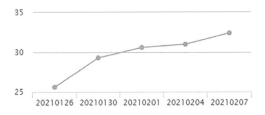

	项目名称	结果	检验日期	定性	参考值
1	白蛋白	25.6	20210126083552	↓	35.0-55.0
2	白蛋白	29.3	20210130083157	↓	35.0-55.0
3	白蛋白	30.6	20210201084732	↓	35.0-55.0
4	白蛋白	31.0	20210204080039	↓	35.0-55.0
5	白蛋白	32.4	20210207081203	↓	35.0-55.0

图 3-1-24　ALB

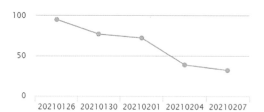

	项目名称	结果	检验日期	定性	参考值
1	总胆红素	95.1	20210126083552	↑	1.7-22.0
2	总胆红素	77.1	20210130083157	↑	1.7-22.0
3	总胆红素	72.4	20210201084732	↑	1.7-22.0
4	总胆红素	38.7	20210204080039	↑	1.7-22.0
5	总胆红素	32.0	20210207081203	↑	1.7-22.0

图 3-1-25　TBil

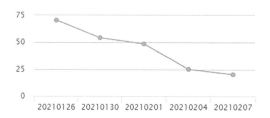

	项目名称	结果	检验日期	定性	参考值
1	直接胆红素	70.5	20210126083552	↑	0.0-10.0
2	直接胆红素	54.3	20210130083157	↑	0.0-10.0
3	直接胆红素	48.7	20210201084732	↑	0.0-10.0
4	直接胆红素	25.0	20210204080039	↑	0.0-10.0
5	直接胆红素	20.2	20210207081203	↑	0.0-10.0

图 3-1-26　DBil

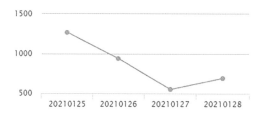

	项目名称	结果	检验日期	定性	参考值
1	B型脑钠肽	1267.7	20210125200815	↑	0.0-100.0
2	B型脑钠肽	939.6	20210126104225	↑	0.0-100.0
3	B型脑钠肽	551.1	20210127112000	↑	0.0-100.0
4	B型脑钠肽	690.9	20210128104435	↑	0.0-100.0

图 3-1-27　B 型脑钠肽

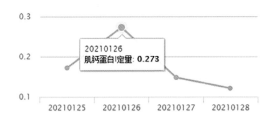

	项目名称	结果	检验日期	定性	参考值
1	肌钙蛋白I定量	0.172	20210125200713	↑↑↑	0.000-0.034
2	肌钙蛋白I定量	0.273	20210126104211	↑↑↑	0.000-0.034
3	肌钙蛋白I定量	0.148	20210127111818	↑	0.000-0.034
4	肌钙蛋白I定量	0.121	20210128104421	↑	0.000-0.034

图 3-1-28 肌钙蛋白

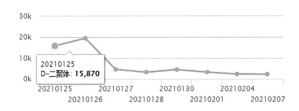

	项目名称	结果	检验日期	定性	参考值
1	D-二聚体	15870	20210125201803		0-550 550-1800 低风险 1800-3600 中风险 3600-6600 高风险
2	D-二聚体	19490	20210126110444		0-550 550-1800 低风险 1800-3600 中风险 3600-6600 高风险
3	D-二聚体	4630	20210127112421		0-550 550-1800 低风险 1800-3600 中风险 3600-6600 高风险
4	D-二聚体	3260	20210128105033		0-550 550-1800 低风险 1800-3600 中风险 3600-6600 高风险

图 3-1-29 D-二聚体

7. 随访预后 术后 1 个月复查，肝肾功能正常，建议择期尽早手术治疗。

8. 最终诊断 ①脓毒性休克伴意识模糊；②急性胆管炎（Grade Ⅲ）；③梗阻性黄疸；④肝功能不全；⑤肾功能不全（无尿期）；⑥凝血功能障碍；⑦呼吸功能障碍；⑧心功能不全；⑨心房颤动；⑩低钾血症；⑪低蛋白血症；⑫胆囊结石伴急性胆囊炎；⑬肺部感染。

9. 本例思考 急性梗阻性化脓性胆管炎是临床中较为常见的急腹症之一，具有发病急、进展快的特点，如果未得到及时救治，将会诱发脓毒性休克、多器官功能衰竭等并发症，严重威胁患者生命安全。相关思考：①积极抗休克治疗，维持生命体征平稳，尽早解除梗阻是救治急性梗阻性化脓性胆管炎的首要任务。②该类患者病情复杂，并发症多，往往合并手术禁忌证，治疗相互矛盾，决策难。合理选择有效的治疗方式（ENBD、支架、手术）尤为关键。③ENBD是一种简便、经济、快速、有效而且安全、可靠的胆道减压引流方法。④根据病情变化，ERCP术中酌情选择用或不用镇静、镇痛药物。⑤插管成功后，尽量吸尽胆道内脓液，胆道迅速减压，减少毒素吸收。⑥留取胆汁或脓液培养加药物敏感鉴定，指导临床选用合适的抗生素，达到更有效治疗的目标。⑦如果病情允许，术中可同时放置支架与鼻胆管，待生命体征平稳，拔出鼻胆管，择期手术或带支架出院，可避免二次ERCP。⑧在保留鼻胆管的前提下，确保插管成功，尤其对乳头冗长、第一次插管困难、操作经验较少的年轻医生更为有效。⑨多学科协作，保持有效沟通，采取综合治疗措施，利于患者快速康复。⑩本着生命至上的原则，不轻言放弃每一个生命，即使是在患者家属明确表示放弃抢救的背景下。

三、专家点评

这是一例非常经典的重症胆道感染、感染性休克、多脏器损伤抢救成功的病例，干预时机、临床决策、技术操作都非常恰当，强调以下几点：

1. 危重患者术前要做好多学科讨论及知情同意，术后监护及术后处理。

2. 如生命体征不稳定，结合单位条件，也可以选择PTCD引流。

3. 术中尽量缩短操作时间，无需抽很多胆汁，造影显示完整胆道，只需简单的胆汁造影剂交换，打少量造影剂确定鼻胆引流管放置的位置即可。

点评专家：王拥军

第二节

内镜下取石网篮嵌顿断裂后体外冲击波碎石 1 例

——顾伟刚　西湖大学医学院附属杭州市第一人民医院主治医师

——金杭斌　西湖大学医学院附属杭州市第一人民医院主任医师

——杨建锋　西湖大学医学院附属杭州市第一人民医院主任医师

——张筱凤　西湖大学医学院附属杭州市第一人民医院主任医师

一、病史

1. **患者一般情况**　女性，56 岁。

2. **主诉**　反复上腹痛半年余，再发伴加重半月。

3. **现病史**　患者半年前无明显诱因下出现上腹痛，表现为中上腹阵发性隐痛，进食后明显，变换体位后无加重或缓解，持续半小时至 1 小时不等，偶有肩背部胀痛，患者未予重视未就诊。病来腹痛反复发作，禁食后均可自行好转。半月前患者自觉腹痛加剧，能忍，当地医院查腹部 CT 提示胆总管巨大结石，行 ERCP 鼻胆管引流，因内镜下取石困难建议至我院就诊，门诊拟"胆总管结石"收住入院。

4. **既往史**　既往体质良好，否认高血压、糖尿病、肺部疾病、肾病、冠心病史，否认肝炎、结核等传染病史。

5. **既往内镜诊治经过**　当地医院 ERCP 提示：胆总管巨大结石；ERCP+EST+十二指肠乳头扩张成形术 + 部分取石术 +ENBD。

二、入院治疗

1. **入院查体**　T 36.7℃，P 85 次 / 分，R 18 次 / 分，BP 95/61 mmHg。神志清，精神可，腹软，右上腹轻压痛，未及反跳痛。

2. **入院诊断** 胆总管困难结石，ENBD 术后。

3. **入院后辅助检查** 血常规：WBC 5.3×10^9/L，N% 69%，CRP 2 mg/L，ALT 78 U/L，AST 68 U/L，GGT 365 U/L，AKP 109 U/L，TBil 21.2 μmol/L；凝血功能及肿瘤指标等均正常。

4. **诊治过程**

（1）入院第一天 ERCP+ENBD 造影见胆总管约 2.0 cm×2.5 cm 巨大结石，予以柱状气囊 1.2～1.5 cm，压力 4 atm，扩张约 0.5 分钟，用碎石网篮机械碎石后取出大量结石，再次以螺旋网篮（3 cm×6 cm）清扫残余结石时发生网篮嵌顿断裂，留置鼻胆管于网篮钢丝内穿行（图 3-2-1）。

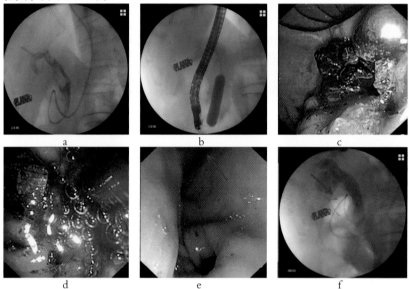

a.ENBD 造影见胆总管约 2.0 cm×2.5 cm 巨大结石；b.予以柱状气囊 1.2～1.5 cm，压力 4 atm，扩张约 0.5 分钟；c. 网篮取出部分结石；d. 用碎石网篮机械碎石后取出大量结石；e. 再次以螺旋网篮清扫残余结石时发生网篮嵌顿断裂，网篮断端留置于胃窦，胃内断端见红色箭头；f. X 线下见嵌顿断裂网篮，断端见红色箭头。

图 3-2-1 入院第 1 天 ERCP 取石过程中发生网篮嵌顿断裂

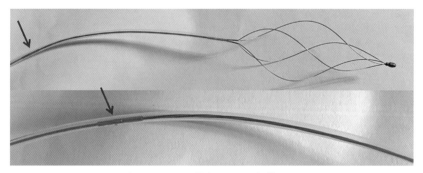

图 3-2-2 网篮断端见红色箭头处

网篮断端示意图见图 3-2-2 红色箭头处。

（2）于入院第 2 天、第 5 天、第 6 天分别行 3 次体外冲击波碎石术（extracorporeal shock wave lithotripsy，ESWL），3 次碎石前后对比见图 3-2-2～图 3-2-5，总次数 17933 次，总能量 710.80 J。

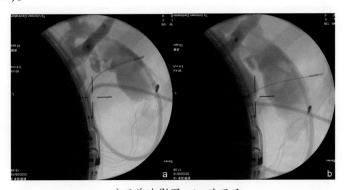

a. 碎石前造影图 ；b. 碎石后。
图 3-2-3　入院第 2 天第一次 ESWL 前后对比

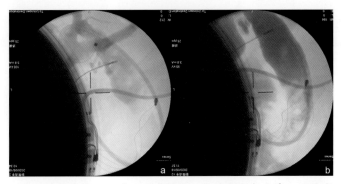

a. 碎石前造影图 ；b. 碎石后造影图，见造影剂部分渗入网篮嵌顿结石内。

图 3-2-4　入院第 5 天第二次 ESWL 前后对比

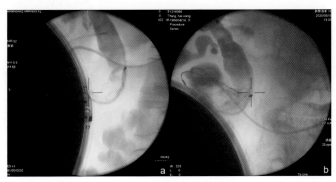

a. 碎石前造影图 ；b. 碎石后造影图，见造影剂完全渗入网篮嵌顿结石。

图 3-2-5　入院第 6 天第三次 ESWL 前后对比

（3）第7天，ERCP。再次 ERCP 时异物钳顺利取出网篮断端，网篮及气囊取出大量结石，气囊封堵造影未见明显结石残留，予以置入凤尾支架（8.5 Fr×4 cm）（图3-2-6）。

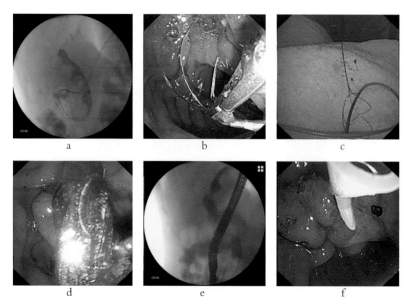

a. 造影见嵌顿网篮及残余结石；b. 异物钳取出嵌顿网篮；c. 取出嵌顿网篮，可见鼻胆管于嵌顿网篮内穿行；d. 网篮及气囊取出大量结石；e. 气囊封堵造影未见明显结石残留；f. 置入凤尾支架（8.5 Fr×4 cm）。

图 3-2-6　入院第 7 天再次行 ERCP，异物钳顺利取出网篮断端并取石

5. **治疗结果**　10 天后复查。

（1）血常规：WBC $4.2×10^9$/L，N% 71.0%，CRP 39 mg/L。

（2）血生化：ALT 58 U/L，AST 47 U/L，GGT 109 U/L，AKP 97 U/L，AMS 87 U/L，TBil 20.7 μmol/L。

予以带药出院。

6. **随访预后**　随访 1 年余未再发。

7. **最终诊断**　胆总管困难结石。

8. **本例思考**

（1）困难结石术前充分评估，选择合适的器械方案。该患者因为经济问题没有第一时间选用激光或液电碎石。

（2）取石网篮嵌顿断裂是 ERCP 手术中少见而棘手的并发症，外科手术、镜外、机械、激光碎石等为常用处理方法。

（3）ESWL 是处理某些困难结石网篮嵌顿断裂安全有效的方法。

三、专家点评

该病例诊断明确，为胆总管大结石。在内镜治疗中发生网篮嵌顿继而断裂。术者采用体外震波碎石方法补救，成功地解决了再次碎石和取出残留网篮的问题。

ERCP 中发生网篮嵌顿的常见原因是，对于结石能否顺利通过远端胆管及乳头的判断有误，当结石被拉到通过困难处时，网篮和结石一同嵌顿，并且不能送还到近端胆总管内将结石弃掉。发生网篮断裂常见的客观原因是结石坚硬或网篮意外，该病例的结石从多边形的形状以及以黑色素为主的成分来推测，应该是个坚硬的结石。事先预判好结石是否可以采用网篮直接取出是避免或减少此类问题的关键。有时结石并不大，但是 CBD 末端或乳头相对窄，或有碎石挡在胆总管末端，也会发生此类问题。

该病例发生取石意外后，医生根据患者经济情况以及该院设备条件，采用体外震波碎石方法将结石击碎，使得结石和网篮在再次 ERCP 时取出，妥善化解了 ERCP 出现的意外问题，体现出术者灵活的工作思路。

点评专家：唐秀芬

胃肠改道术后 EUS-BD 联合体外冲击波碎石胆总管顺行取石 1 例

——顾伟刚　西湖大学医学院附属杭州市第一人民医院主治医师
——金杭斌　西湖大学医学院附属杭州市第一人民医院主任医师
——杨建锋　西湖大学医学院附属杭州市第一人民医院主任医师
——张筱凤　西湖大学医学院附属杭州市第一人民医院主任医师

一、病史

1. **患者一般情况**　男性，51 岁。

2. **主诉**　反复上腹痛伴尿黄、发热半月余。

3. **现病史**　患者半月前无明显诱因下出现上腹痛，为持续性钝痛，伴尿黄、发热，最高 T 39.3℃，至当地医院查血常规：WBC 7.98×10^9/L，中性粒细胞绝对值 7.4×10^9/L，CRP < 0.5 mg/L；腹部 CT：胆囊未见显示，肝内胆管积气，术后改变，胆总管下段结石，胆总管扩张；当地 ERCP：未找到患者十二指肠乳头处。给予抗感染、抑酸、补液等对症支持治疗，症状较前好转，现为求进一步诊治拟"胆总管结石"收住入院。

4. **既往史**　16 年前因胆囊结石行胆囊切除；12 年前因胃溃疡、幽门梗阻行胃大部分切除（具体术式不详）；5 年前因胆总管结石行胆总管切开取石。

5. **既往内镜诊治经过**　当地 ERCP：未找到患者十二指肠乳头处。

二、入院治疗

1. **入院查体**　T 36.9℃，P 68 次 / 分，R 17 次 / 分，BP 123/54 mmHg。神清，精

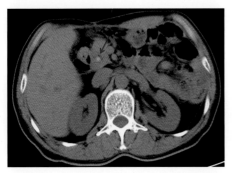

图 3-3-1 上腹部增强 CT：胆总管下段结石（红色箭头处）

神尚可。皮肤巩膜轻度黄染。双肺呼吸音粗，未闻及明显啰音。心律齐，未闻及病理性杂音。腹部可见多条手术疤痕，腹软，右上腹轻压痛，未及反跳痛，肝脾肋下未及，未扪及明显包块，肠鸣音无亢进。双下肢无明显水肿，病理征阴性。

2. 入院诊断 胆总管结石伴急性胆管炎，胃大部切除术后。

3. 入院后辅助检查

（1）血常规：WBC 8.98×10^9/L，N% 80.7%，PLT 159×10^9/L，CRP 22 mg/L。

（2）血生化：ALT 129 U/L，AST 85 U/L，GGT 210 U/L，AKP 134 U/L，TBil 42.2 μmol/L。

（3）肿瘤指标、凝血功能正常，心电图、肺 CT 未见明显异常。

（4）上腹部增强 CT（图 3-3-1）：胆总管下段结石考虑；胃体大弯侧高密度吻合线影，胆囊切除术后。

4. 诊治过程

（1）长款肠镜下 ERCP。排除禁忌后行 ERCP，选用内镜为长款肠镜：胃内幽门

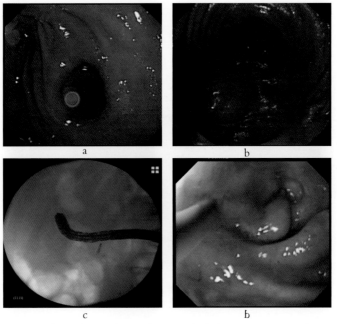

a. 胃体上部后壁见一胃肠吻合口；b. 进镜约 90cm 见肠肠吻合口，予以钛夹标记；c. 到达输入袢盲端，可见肝内胆管空气显影；d. 见乳头开口于盲端旁，反复尝试插管不成功。

图 3-3-2 幽门封闭＋胃肠 Roux-en-Y 吻合术

呈闭合状态，无法通过，胃体上部后壁见一胃肠吻合口，继续进镜至距门齿约 90 cm 处见肠肠吻合口，予以钛夹标记一侧，反复尝试后进入输入袢盲端，见乳头开口于盲端旁，反复尝试插管不成功。考虑曾因患者幽门溃疡梗阻，行幽门封闭 + 胃肠 Roux-en-Y 吻合术（图 3-3-2）。

（2）行 EUS-BD：左肝内胆管扩张，最宽处约 10 mm；在超声引导下用 19 G 穿刺针经胃壁穿刺至左肝管内，置入斑马导丝一根，造影见肝内胆管扩张，胆总管下段似见充盈缺损（红色箭头），导丝及造影剂均无法进入肠腔，用囊切刀切开扩张穿刺道，沿导丝置入鼻胆管（图 3-3-3）。

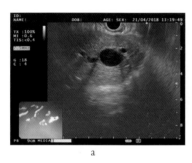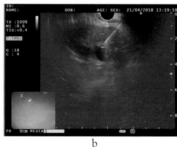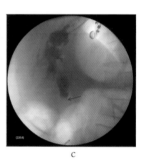

a.EUS 见左肝内胆管扩张；b.19 G 穿刺针经胃壁穿刺至左肝管内；c.造影见肝内胆管扩张明显，胆总管下段似见充盈缺损（红色箭头处）。

图 3-3-3　行 EUS-BD

（3）体外冲击波碎石。考虑患者多次腹部手术史，胆总管下段结石取石较困难，行体外冲击波碎石术（ESWL），碎石次数共 6081 次、能量 203.98 J 后，胆总管下段结石明显碎裂，达到完全碎石，造影剂可排入肠腔（图 3-3-4）。

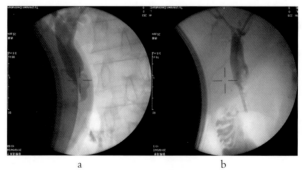

a. 造影见胆总管下段结石，直径约 1.0 cm，胆总管下段扭曲；b. 碎石次数共 6081 次、能量 203.98 J 后达到完全碎石，造影剂可排入肠腔。

图 3-3-4　ESWL 术前术后对比

（4）顺行取石。ENBD 造影见胆总管下段扭曲，造影剂可进入肠腔，沿鼻胆管内置入导丝后，反复调整后导丝进入肠腔，先予以探条扩张穿刺点，沿穿刺点置入柱状气囊（12～15 mm）至乳头口，扩张压力至 3 atm，腰部基本消失，再沿导丝置入球囊，定位下球囊顺行将结石推入肠腔（图 3-3-5）。

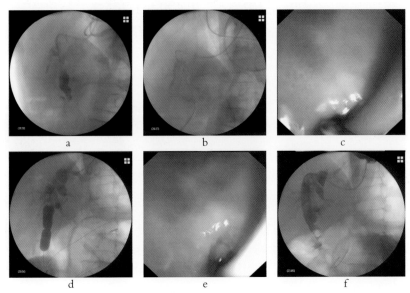

a. 造影见胆总管下段扭曲，造影剂可进入肠腔；b. 沿鼻胆管内置入导丝后，反复调整后导丝进入肠腔；c. 探条扩张穿刺点；d. 沿穿刺点置入柱状气囊（12～15 mm）至乳头口，扩张压力至 3 atm，腰部基本消失；e. 沿导丝置入球囊；f. X 定位下球囊顺行将结石推入肠腔。

图 3-3-5 EUS-BD 顺行取石

5. **治疗结果** 术后 15 天复查：鼻胆管造影见胆总管扩张，未见明显充盈缺损，造影剂流入十二指肠通畅，予以拔除鼻胆管，穿刺口处用一枚钛夹夹闭（图 3-3-6）。

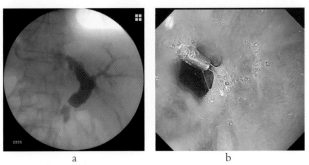

a. 鼻胆管造影未见明显结石残余，造影剂可部分进入肠腔；
b. 钛夹夹闭穿刺点。

图 3-3-6 术后 15 天复查并拔管

6. **随访预后** 随访 2 年余，患者未再发。

7. **最终诊断** ①胆总管结石伴急性胆管炎；②胃肠 Roux-en-Y 吻合术后。

8. **本例思考**

（1）该例患者多次腹部手术史，胃肠改道术后，造成胆总管下段扭曲变形，胆汁排除不畅，长款肠镜虽能到达输入袢盲端，但直视下无法插管。

（2）EUS-BD 可作为常规 ERCP 失败后的替代治疗手段，需要注意并发症情况，对于胆总管良性疾病的应用有待进一步深入研究。

（3）ESWL 可作为胰胆管结石安全有效的碎石方法。

三、专家点评

该例胃肠改道术后的胆总管结石的内镜下成功治疗完美诠释了 ERCP 和 EUS 的互相成就。患者腹部多次手术导致腹腔粘连严重，内镜循自然腔道到达胆管开口处有风险、有难度。术者充分了解手术改道方式后，找到十二指肠乳头只是万里长征到达的第一站。前视镜加上十二指肠乳头的方向给插管带来困难，以往这种患者可能又会求助于外科。现在内镜医生可以利用 EUS 引导下的胰胆管介入治疗，先用 EUS-HGS 的方法缓解患者的胆道高压情况，经胃壁放置鼻胆管后，又可以通过它进行胆道造影，使得胆道阴性结石显影。了解了结石的大小及其与胆管的关系后，先行 ESWL 碎石术，将结石碎成可以通过球囊将其推入肠道的大小后成功取尽结石。确认胆管通畅，肝胃穿刺通道窦道形成后拔除鼻胆管。诊疗团队内镜技术全面，分析患者病情透彻，一步步的处理做好充分的预案，是一例经典的困难胆道结石 ERCP 失败后 EUS 成功取石案例，值得各位临床内镜医生借鉴。

点评专家：陈洁

第四节
小肠镜 ERCP 联合 ESWL 1 例

——顾伟刚　西湖大学医学院附属杭州市第一人民医院主治医师
——金杭斌　西湖大学医学院附属杭州市第一人民医院主任医师
——杨建锋　西湖大学医学院附属杭州市第一人民医院主任医师
——张筱凤　西湖大学医学院附属杭州市第一人民医院主任医师

一、病史

1. **患者一般情况**　女性，38 岁。

2. **主诉**　反复皮肤巩膜发黄 2 年，再发伴发热 2 天。

3. **现病史**　患者 2 年前无明显诱因下出现腹痛，中上腹痛为主，较剧难忍，伴有腰背部放射痛，伴皮肤巩膜发黄，小便发黄，无恶心呕吐，无胸闷气急，无腹痛腹泻等不适，遂至当地医院就诊，考虑胆管胆汁排出不畅（具体不详），予以药物治疗后好转出院。2 天前患者再次出现上述症状，遂至当地医院就诊，查 MRCP：胆肠吻合术后；左右肝内胆管及肝门部胆管多发结石。现为求进一步治疗来我院就诊，门诊拟"梗阻性黄疸"收治入院。

4. **既往史**　6 年前因"胆管结石"行胆肠 Roux-en-Y 吻合术。

5. **既往内镜诊治经过**　无。

二、入院治疗

1. **入院查体**　BP 115/64 mmHg，P 133 次 / 分，R 24 次 / 分，T 40.3℃。皮肤巩膜轻度黄染。右上腹压痛，无反跳痛。

2. 入院诊断 ①急性胆管炎；②肝总管及肝内胆管结石；③胆肠 Roux-en-Y 吻合术后。

3. 入院后辅助检查

（1）血常规：WBC 8.4×10^9/L，N% 94.5%，CRP > 160 mg/L。

（2）血生化：ALT 57 U/L，AST 50 U/L，GGT 459 U/L，AKP 261 U/L，ALB 29.8 g/L，AMS 109 U/L，TBil 257.4 μmol/L，DBil 174.4 μmol/L。凝血功能、肿瘤指标、心电图、胸片等无异常。

4. 诊治过程

（1）超声内镜。入院后第 1 天行超声内镜：肝总管及肝内胆管结石，胆总管、肝内胆管扩张不明显，EUS 无穿刺条件，无法行 EUS-BD（图 3-4-1）。

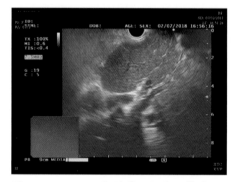

图 3-4-1　EUS：肝总管及肝内胆管结石，胆总管、肝内胆管扩张不明显，EUS 无穿刺条件

（2）小肠镜 ERCP。入院第 2 天行单气囊小肠镜下 ERCP，胆肠吻合口呈针尖样（图 3-4-2），造影见肝总管及肝内胆管多发充盈缺损（图 3-4-3），行柱状气囊扩张（图 3-4-4），气囊及网篮取出大量结石（图 3-4-5）。因小肠镜下辅助配件插管成功后，配套器械缺乏，后续治疗困难，部分肝内胆管分支取石困难（图 3-4-6），予以留置 ENBD。

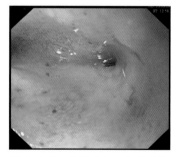

图 3-4-2　胆肠吻合口呈针尖样

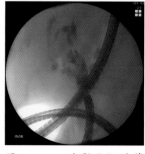

图 3-4-3　造影见肝总管及肝内胆管多发充盈缺损

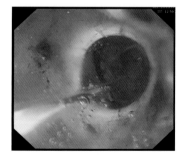

图 3-4-4　柱状气囊扩张

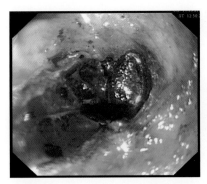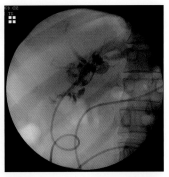

图 3-4-5　网篮取出大量结石　　　图 3-4-6　造影见部分肝内胆
管残余结石

（3）3 次体外冲击波碎石。入院第 3 天、第 9 天、第 10 天分别行 3 次体外冲击
波碎石术（ESWL），见残余肝内胆管结石完全碎石（3 次碎石前后对比见图 3-4-7～图
3-4-9），总次数 18639 次，总能量 621.26 J。第 11 天 ENBD 造影未见明显结石残留（图
3-4-10）。

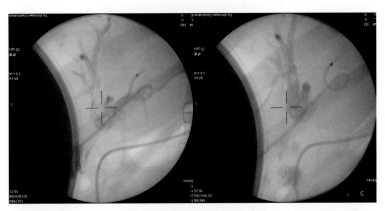

图 3-4-7　第 3 天 ESWL 6188 次，总能量 205.12 J

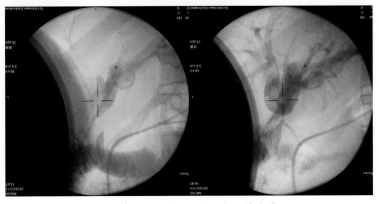

图 3-4-8　第 9 天 ESWL 6150 次，总能量 203.38 J

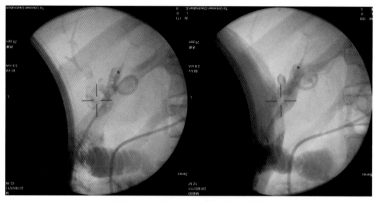

图 3-4-9 第 10 天 ESWL 6301 次，总能量 212.76 J

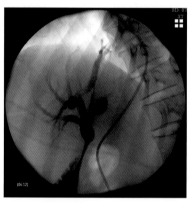

图 3-4-10 第 11 天 ENBD 造影未
见明显结石残留

5. **治疗结果** 术后第 3 天复查。

（1）血常规：WBC 3.6×10^9/L，N% 73.0%，CRP 44 mg/L。

（2）血生化：ALT 158 U/L，AST 117 U/L，GGT 518 U/L，AKP 357 U/L，AMS 109 U/L，TBil 58.7 μmol/L，DBil 39.3 μmol/L。

予以带药出院。

6. **随访预后** 随访 3 年余未再发。

7. **最终诊断** ①急性胆管炎；②肝总管及肝内胆管结石；③胆肠 Roux-en-Y 吻合术后。

8. **本例思考**

（1）对于消化道重建术后，尤其是胆胰手术后的患者，临床上可采用小肠镜辅助的 ERCP，但是配件少、耗时长、难度大、并发症发生率高。

（2）ESWL 可作为胆管困难结石的有效碎石方法，整体并发症发生率较低，程度轻，安全可靠。

三、专家点评

胆肠 Roux-en-Y 吻合术后的 ERCP，寻找胆肠吻合口是关键，难度也比较大，有时普通或加长结肠镜也无法到达。小肠镜是到达胆肠吻合口的有效方法，但是小肠镜有效长度较长，合适的 ERCP 内镜附件少，一些较大的胆道结石取石非常困难。肝外胆肠吻合部位高会导致导丝或取石网篮很难超选到需要进入的胆道。这个病例在找到胆肠吻合口后，发现胆肠吻合口狭窄是继发胆道结石的主要原因。先进行吻合口扩张，然后置入鼻胆管，鼻胆管造影可以显示结石情况，帮助 ESWL 定位。经 3 次 ESWL 后，碎掉的结石通过扩张后的胆肠吻合口排至肠道，达到了完全取石的目的。碎石间隙，还可经鼻胆管进行冲洗，将碎的小结石冲出胆道。这个病例 EUS 提示肝内胆管扩张不明显，EUS 无穿刺条件，无法行 EUS-BD。果断改用小肠镜 ERCP（e-ERCP）的方法，充分体现了困难胆管结石的内镜 ERCP 治疗手段的正确判断与选择。在小肠镜下附件不能满足取石需要时，胆道阴性结石可以通过 ENBD 鼻胆管造影定位后通过体外冲击波碎石的方法将结石取尽。

点评专家：陈洁

复杂憩室内乳头，和谐夹＋原导丝辅助插管 1 例

——金城锋 浙江大学医学院附属第四医院主治医师

一、病史

1. **患者一般情况** 男性，67 岁。

2. **主诉** 腹痛伴呕吐 10 小时。

3. **现病史** 10 小时前患者进食早餐（鸡蛋、豆腐皮）后出现腹痛，位于脐上，阵发性绞痛，发作 3 次，每次持续数十分钟，疼痛不能忍，便后不缓解，伴有背部放射痛，伴有呕吐，呕吐物为胃内容物，无头晕头痛、便血黑便、胸闷气急、畏寒寒战发热等不适。送至我院急诊检查：全腹部 CT 平扫检查提示：胆囊增大，肝内胆管、胆总管扩张，胆总管下段结石可疑，建议进一步检查；左肾小结石；附见：十二指肠憩室，肝内多发低密度灶；前列腺钙化灶。急诊生化全套：AST 288 U/L，TBil 59.3 μmol/L，DBil 36.8 μmol/L。现患者为求进一步治疗，拟"腹痛待查"收住我科。

4. **既往史** 吸烟 20 支 / 天，啤酒 500～1000 mL/ 天，余无殊。

二、入院治疗

1. **入院查体** 中上腹轻压痛，余无殊。

2. **入院诊断** ①腹痛待查：胆总管结石伴急性胆管炎考虑；②十二指肠憩室；③肝功能不全；④左肾结石。

3. **入院后辅助检查**

（1）2021 年 4 月 6 日急诊：WBC $9.4×10^9$/L，N% 86.6%，TBil 59.3 μmol/L，DBil

36.8 μmol/L，AST 288 U/L，ALT 133 U/L，CRP 1.1 mg/L。

（2）2021 年 4 月 7 日血化验检查：WBC 6.5×10⁹/L，N% 86.5%，TBil 106.1.3 μmol/L，DBil 64.2 μmol/L，AST 317 U/L，ALT 245 U/L，CRP 58.8 mg/L；肿瘤标志物：甲胎蛋白 7.24 ng/mL；凝血功能：凝血酶原时间 12.7 秒；降钙素原 1.46 ng/mL。

（3）2021 年 4 月 6 日急诊腹部 CT 提示：胆囊增大，肝内胆管、胆总管扩张，胆总管下段结石可疑，建议进一步检查；左肾小结石；附见：十二指肠憩室，肝内多发低密度灶；前列腺钙化灶。

4. 诊治过程　入院后予左氧氟沙星抗感染，护肝降酶退黄等对症治疗。患者腹痛呕吐等症状及肝功能有好转。2021 年 4 月 9 日进一步 MRCP 未能明确显示胆总管结石（图 3-5-1）。2021 年 4 月 13 日进一步超声内镜（EUS）检查明确胆总管结石（图 3-5-2）。

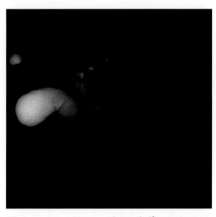 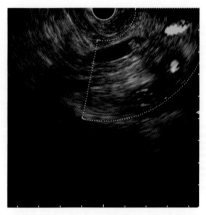

图 3-5-1　MRCP 对胆总管下端显示　　图 3-5-2　超声内镜提示胆总管下端
不清　　　　　　　　　　　　　　　　中高回声团块，考虑结石

2021 年 4 月 15 日 ERCP 治疗操作过程（图 3-5-3）：内镜下见十二指肠降部憩室内，活检钳牵引可见乳头开口，予切开刀、金属夹牵引黏膜，均无法暴露乳头开口。最终使用同一根导丝尾端推送金属夹才推开黏膜暴露乳头开口。双导丝插管成功，置入 5 Fr×5 cm 单猪尾胰管支架。采用球囊扩张乳头开口，球囊取石成功。

5. 治疗结果　患者术后第 2 天下午开始畏寒发热，有腹胀无腹痛，右上腹有轻压痛。胆汁引流量大，800 mL/天。左氧氟沙星 0.5 g 一天 1 次抗感染，体温无好转，最高体温 39.8℃。2021 年 4 月 18 日改注射用头孢哌酮钠舒巴坦钠 2 g 每 12 小时静滴抗感染。继续禁食补液，并予奥曲肽皮下注射抑制胰酶分泌、乌司他丁抗炎等对症治疗。患者术后第 5 天（2021 年 4 月 20 日）体温下降，无腹胀等不适后开放流质。2021 年 4 月 22 日胆汁培养提示：大肠埃希菌，左氧氟沙星耐药，舒普深敏感。2021 年 4 月 25

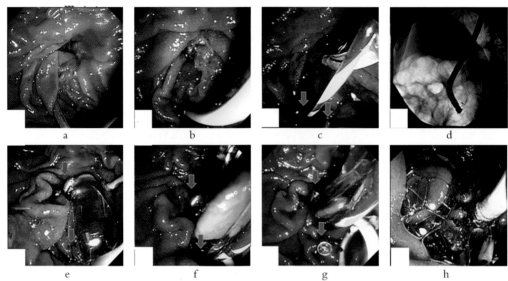

a. 十二指肠降部憩室，乳头未显示，切开刀太软，无法拨开憩室周边黏膜暴露乳头开口；b. 换用活检钳推送憩室周边黏膜才暴露发红的半球状绒毛状乳头开口；c. 箭头示 2 枚金属架牵引乳头周边黏膜效果不佳，金属架释放后乳头会缩回憩室内部，最后用同一根导丝反折入钳道，顶住金属夹尾部，支开黏膜，才暴露憩室内乳头；d. 导丝第一次进入胰管，采用双导丝法插入胰胆管成功；e、f、g. 没有导丝的支撑，憩室周边黏膜回缩至憩室内，钛夹回缩至憩室周边，乳头回缩至憩室内无法显示，采用球囊扩张法打开乳头开口进行取石；h. 取石球囊取出残余结石，并可见胰管支架留置。

图 3-5-3　2021 年 4 月 15 日 ERCP 治疗

日双侧双管血培养（-）。

6. 随访预后　术后患者无再发腹痛等不适。术后 6 个月门诊复查腹部 CT 提示胰管支架已脱落。

7. 最终诊断　①胆总管结石伴急性胆管炎；②十二指肠憩室；③ ERCP 术后急性胆囊炎；④肾结石。

8. 本例思考

（1）本例胆总管结石为诊断和治疗困难病例。胆总管结构异常和结石形成考虑与十二指肠憩室有关。在胆总管结石的诊断上，临床表现和实验室的肝功能检查有提示，但 CT 和 MRCP 的影像学检查却不能明确显示，最终在 EUS 下清楚地显示胆总管下端的结石，体现了超声内镜在这方面的诊断价值。

（2）本病例在治疗上的难点是困难插管。憩室深，开口小，黏膜松软内缩明显，乳头位于憩室内，暴露困难。在常规切开刀牵引，进一步单纯金属夹牵引失败的情况下，采用同根导丝顶住金属夹尾端，联合牵引黏膜皱襞，达到了活检钳一样的牵引效果，实现同一内镜钳道完成牵引 + 插管的目的。扩张和取石采用常规方法，但本例扩张球囊扩张偏大，似超过胆总管下端直径，增加穿孔风险。

（3）本例患者术后出现高热等感染症状，首先考虑 ERCP 术后胆囊炎、胆管炎。因操作时间长、胰管插管、扩张时乳头显示不清、乳头扩张偏大等风险因素存在，也有穿孔和 ERCP 术后胰腺炎的风险，需复查腹部 CT 评估病情，排除上述重大并发症的可能。

（4）该患者术后随访虽未再发胆囊炎、胆管炎，但是有胆囊炎再发风险，建议行腹腔镜下胆囊切除术。

三、专家点评

经过详细参阅病例，本病例的选择上还是不错的，体现了胆总管结石的诊断困难性和操作复杂性，最终通过 EUS 对胆管结石进行了确诊，并在 ERCP 术后通过非常规的方式暴露乳头，获得插管、取石、引流管放置等步骤的成功，是一个不错的病例。

我认为本病例还有些可以提高的地方，比如：①从诊疗流程上讲，EUS 确诊结石后 2 天才做 ERCP，建议可以同台操作完成；②术前 MRCP 的片子清晰度欠佳，且建议加一张 T2 期胆道轴位的片子，其对胆道下端有无结石敏感性较高；③无术中 X 线造影的片子以及描述，建议添加；④根据 EUS 提示，胆管结石在胆道下端，在 ERCP 术中 EPBD 的时候应该先用球囊把结石推到胆总管中上段，避免结石压迫在球囊与胆管壁之间；⑤术后出现症状的时候血淀粉酶情况和胆红素走势未交代，建议添加；⑥胆汁引流量大，后续有无变化，是否做了鼻胆管造影？⑦患者胆囊炎但无胆囊结石，术后也未发作胆囊炎，建议行胆囊切除的意见值得商榷。

点评专家：孟文勃

胰胆管镜处理胆道疾病 1 例

——王金波　宁波大学附属人民医院主任医师
——吴宗杨　宁波大学附属人民医院副主任医师

一、病史

1. **患者一般情况**　女性，59 岁。

2. **主诉**　因"胆道术后 10 余年，反复腹痛发热 5 年"于 2021 年 9 月入院。

3. **现病史**　患者 10 余年前行"开腹胆囊切除 + 胆总管切开取石 +T 管引流术"。8 年前因结石复发在上海东方肝胆医院手术治疗（胆肠吻合可能，具体术式不详）。5 年前出现腹痛发热，查腹部 CT 提示：肝内胆管结石，肝总管局限性狭窄，占位待排，患者拒绝手术治疗。5 年来上述症状反复发作。

4. **既往史**　患"幽闭恐惧症"，无高血压病、糖尿病、心脏病等病史，无其余手术史及外伤史，无药物食物过敏史等。

二、入院治疗

1. **入院查体**　T 37.1℃，P 82 次 / 分，R 19 次 / 分，BP 117/79 mmHg，上腹 NRS 评分：2 分。皮肤巩膜无黄染，腹部柔软，上腹部有压痛，无反跳痛。

2. **入院诊断**　①肝内胆管结石；②肝总管狭窄；③胆道术后。

3. **入院后辅助检查**　血常规：WBC 6.6×10^9/L，红细胞计数 3.92×10^{12}/L，HGB 125 g/L，PLT 92×10^9/L。肝功能：ALT 50 U/L，AST 73 U/L，ALB 37.3 g/L，TBil 33.8 μmol/L。肿瘤标志物：CA19-9 75.1 U/mL。腹部增强 CT：肝内胆管结石、腹腔致密影；胆肠吻合术后，吻合口壁增厚，肿瘤不除外（图 3-6-1～图 3-6-3）。

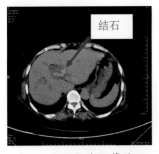

图 3-6-1　肝内胆管结石

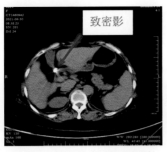

图 3-6-2　腹腔致密影

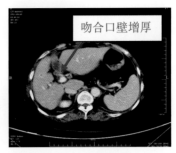

图 3-6-3　胆肠吻合术后，吻合口壁增厚

4. 诊治过程　入院后出现畏寒高热，急诊 DSA 室行 PTCD，术中发现疑似为胆总管的管道（图 3-6-4）。

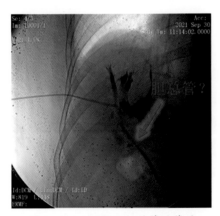

图 3-6-4　疑似为胆总管的管道

胆道感染控制后经 PTCD 管造影：胆总管全程显影（图 3-6-5），造影剂顺利进入十二指肠，肝门部胆管狭窄（图 3-6-6）。

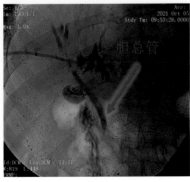

图 3-6-5　胆总管全程显影

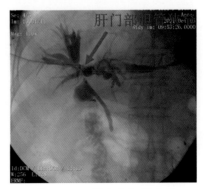

图 3-6-6　肝门部胆管狭窄

为明确肝门部胆管狭窄性质行 PET-CT：引流管周围 FDG 摄取增高，考虑为炎症（图 3-6-7）。

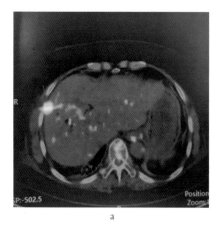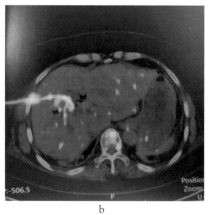

a   b

图 3-6-7　引流管周围 FDG 摄取增高

为进一步明确肝门部胆管狭窄性质，遂行 ERCP+ 胆道子镜探查 + 后期处理结石（ERCP 或 PTCS）。术中插管成功后行胆道造影，X 线片示胆总管直径约 8 mm，上段造影剂进入肠腔（图 3-6-8），胆总管未见明显充盈缺损。经 PTCD 管造影，可见肝内胆管、胆总管和胆肠吻合处肠腔都显影（图 3-6-9）。乳头扩张后插入胆道子镜，直视下检查胆总管未见明显结石和占位（图 3-6-10）。导丝反复进入肠腔未能进入肝内胆管，利用子镜调整导丝方向后进入肝内胆管（图 3-6-11、图 3-6-12），子镜进入后探查见 PTCD 引流管及结石，未见明显肝门部胆管狭窄及占位（图 3-6-13）。继续留置PTCD 管后结束手术。

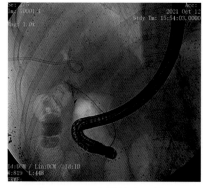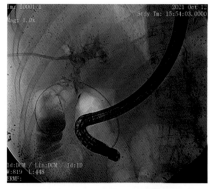

图 3-6-8　造影剂进入肠腔　　　　图 3-6-9　胆管及肠腔显影

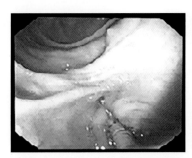
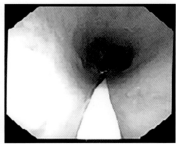

图 3-6-10　胆总管未见异常

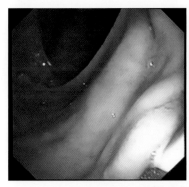
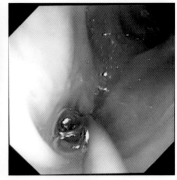

图 3-6-11　子镜调整导丝方向后进入肝内胆管

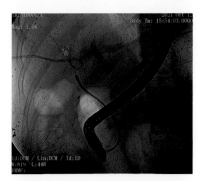

图 3-6-12　子镜进入肝内胆管

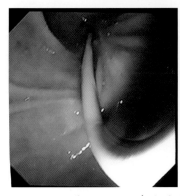
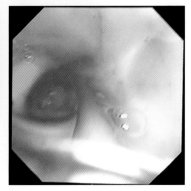

图 3-6-13　未见明显肝门部胆管狭窄及占位

5. **治疗结果**　拟行 ERCP+ 胆道子镜下液电碎石或 PTCS 取石，患者拒绝进一步诊治，拔去 PTCD 管后出院。

6. **随访预后**　患者随访至今无胆道梗阻及感染表现。

7. **最终诊断**　①肝内胆管结石伴胆管炎；②胆总管小肠侧吻合术后；③胆道术后。

8. **本例思考**

（1）"工欲善其事，必先利其器。"胆道子镜攻克了消化道的最后一块盲区，可精准诊治胆道疾病。

（2）本例利用胆道子镜明确了胆肠吻合方式，通过胆道子镜调整导丝方向并超选了目标胆管。此外，胆道子镜可在直视下判断有无胆管狭窄及狭窄的性质，必要时可行活检明确病理诊断。

三、专家点评

本病例是一例经历复杂胆道手术史且诊断不清的病例，经过 PTCD 缓解其急性胆管炎，通过 PTCD 造影发现胆管完整性的存在，再行 ERCP 及经口胆道镜，逐渐解开了疾病神秘的面纱，显示了经口胆道镜在诊断中的重要性，后患者拒绝进一步治疗，实属遗憾。本病例建议：①术前完善 MRCP 检查，如果 MRCP 上看到胆总管显影，对胆肠吻合的诊断有很大的帮助；②增加随访时间的说明；③对患者后期的处理做一个建议，比如取石后胆管狭窄的问题怎么解决。

点评专家：孟文勃

第七节
ERCP 联合胆道镜诊断胆管肿瘤 1 例
——王金波　宁波大学附属人民医院主任医师
——吴宗杨　宁波大学附属人民医院副主任医师

一、病史

1. **患者一般情况**　男性，88 岁。

2. **主诉**　因"胆道术后 T 管引流 3 月余"于 2021 年 10 月入院。

3. **现病史**　3 月余前因"胆总管结石、胆囊结石"在我院行"开腹胆囊切除 + 胆总管切开胆道镜探查取石 +T 管引流术"，术后恢复可。带 T 管出院后无腹痛腹胀，无发热畏寒，无皮肤巩膜发黄等。夹闭 T 管半月余无不适，拟拔 T 管住院。

4. **既往史**　高血压病 10 余年，无糖尿病、心脏病等病史，无其余手术史及外伤史，无药物食物过敏史等。

二、入院治疗

1. **入院查体**　T 37℃，P 105 次 / 分，R 19 次 / 分，BP 128/69 mmHg，皮肤巩膜无黄染，腹软无压痛反跳痛，右上腹可见夹闭 T 管。

2. **入院诊断**　①胆道术后 T 管引流；②高血压病。

3. **入院后辅助检查**

（1）血常规：WBC 5.6×10^9/L，RBC 3.7×10^{12}/L，HGB 120 g/L，PLT 156×10^9/L。

（2）肝功能：ALT 45 U/L，AST 35 U/L，ALB 42 g/L，TBil 23.8 μmol/L。

（3）肿瘤标志物：CA19-9 35.1 U/mL。

（4）术前 MR+MRCP：胆囊结石、胆囊炎、胆总管结石（图 3-7-1、图 3-7-2）。

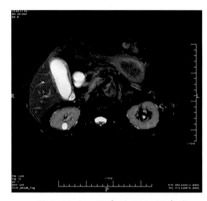 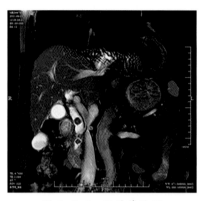

图 3-7-1　胆囊结石、胆囊炎　　　　　图 3-7-2　胆总管结石

T 管造影未见胆管明显充盈缺损（图 3-7-3、图 3-7-4），拔去 T 管后出现腹痛发热，行腹部 CT 提示：胆总管内高密度影，考虑结石（图 3-7-5）。

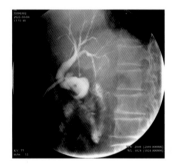 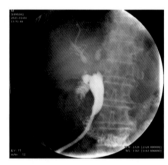 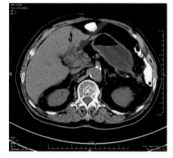

图 3-7-3　T 管造影（1）　　　图 3-7-4　T 管造影（2）　　　图 3-7-5　胆总管内高密度影

4. 诊治过程　经 T 管窦道将导丝置入胆道,经导丝引导放置 12 Fr 胆道引流管（因窦道缩小无法放置较粗引流管）,造影见胆总管内充盈缺损影（图 3-7-6）。

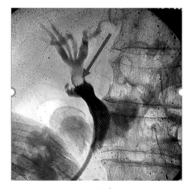

图 3-7-6　胆总管内充盈缺损

胆道感染控制后进一步经窦道扩张＋胆道镜探查。术中用经皮肾穿刺套件依次用 14 Fr、16 Fr、18 Fr、20 Fr 套管扩张窦道（图 3-7-7），乳头用 6 mm×40 mm 柱状气囊扩张（图 3-7-8）。留置 20 Fr 外鞘后置入胆道镜，术中发现胆总管内一隆起型病变，大小约 0.6 cm×0.7 cm（图 3-7-9），行活检（图 3-7-10）。肝内外其余胆管未见明显占位。胆道内放置 1～2 Fr 胆道引流管后结束手术。术后病理：小块黏膜慢性炎伴挤压，少数游离上皮轻度不典型（图 3-7-11）。

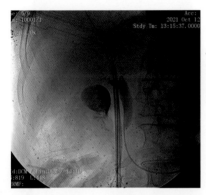
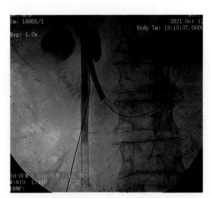

图 3-7-7　窦道扩张　　　　　　　　图 3-7-8　乳头扩张

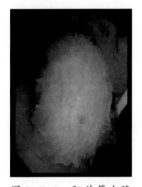
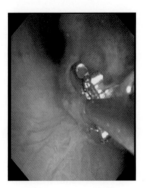
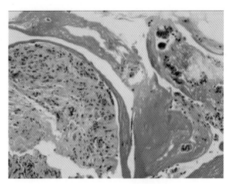

图 3-7-9　胆总管内隆　　图 3-7-10　活检　　　图 3-7-11　病理结果
起型病变

于 2021 年 12 月行 ERCP＋ERBD＋拔 PTCD 管，术中见胃内多个息肉样隆起（图 3-7-12），十二指肠降部内侧黏膜僵硬粗糙隆起，触之易出血（图 3-7-13、图 3-7-14）。胆道造影见胆总管中上段走向迂曲，上段内可见充盈缺损，放置 8.5 Fr×9 cm 侧翼支架（图 3-7-15、图 3-7-16）。

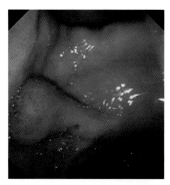 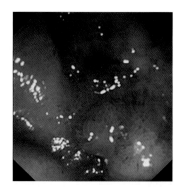

图 3-7-12　胃内息肉样隆起　　图 3-7-13　十二指肠降部内侧

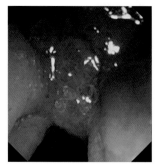 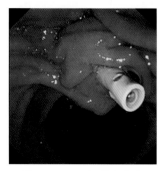 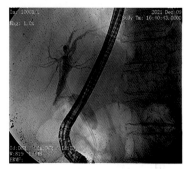

图 3-7-14　十二指肠降部　　图 3-7-15　胆道内支架　　图 3-7-16　胆总管上段充盈缺损
内侧

5. **治疗结果**　患者 ERBD 后 1 月余出现胆道感染，经抗感染治疗后好转。

6. **随访预后**　随访中患者出现恶心呕吐、消瘦纳差等恶病质表现，考虑患者高龄，未进一步诊治。

7. **最终诊断**　①胆总管占位：恶性肿瘤？②十二指肠肿瘤侵犯？③胃多发息肉；④高血压病。

8. **本例思考**　T 管留置后对胆管壁产生慢性刺激常常可导致胆管壁息肉样增生，造影时难以与结石、肿瘤等相区别。本例患者通过胆道镜直视加活检初步考虑胆管占位为炎性增生，但随访过程中出现恶性肿瘤的表现，目前胆管占位考虑恶性肿瘤可能性较大，临床上碰到类似情况需高度警惕。

三、专家点评

该病例一波三折，回顾整个诊疗经过，有很多细节需要总结经验和教训。

1. 胆总管切开取石放置 T 管，常规拔除 T 管前应有一系列规范处置。首先应试夹闭 T 管 3～5 天,观察有无发热、黄疸出现,如有,即应迅速开放引流,找寻原因。其次,如试夹闭 T 管无不良反应,拔除 T 管前应先行 CT 检查,后行 T 管造影检查。最后,拔除 T 管时应用胆道镜探查,确保肝内外胆管无异常时方可填塞窦道。如只进行以上其中之一检查,认为肝内外胆管无异常,符合拔管指征即拔管,有时会遗漏未发现之问题,造成漏诊。本病例在拔除 T 管前仅行 T 管造影,拔除后出现腹痛发热,幸好反应迅速,及时对症处置并收效。

2. 长期放置 T 管,有时因选择 T 管规格不合理,T 管横臂长久压迫胆管壁,引起胆总管内侧壁炎性增生。同时术中放置 T 管如过度牵拉,也会造成将来拔管后胆总管中段出现扭曲成角,远期将会因胆汁引流不畅继发肝总管结石形成。因此放置 T 管应尽可能规范。

3. 回顾整个诊疗过程,胆总管中段增生性息肉与后来发现的十二指肠肿瘤应是独立的两个问题。T 管导致的增生性息肉临床较常见,但其导致胆管梗阻却很少见。因此拔除 T 管后出现腹痛发热的主要病因,应考虑胆总管中段成角打折,息肉为次要病因,实施 ERCP 诊断胆管扭曲、放置塑料支架后立刻缓解即为佐证。

4. 该病例在实施 ERCP 发现十二指肠内侧壁有异常组织时,未取病理,有可能术者担心活检操作会导致出血等不良事件而未实施、未定性、未明确其性质,实属遗憾。

点评专家:张锏

胰腺癌伴胃流出道梗阻的双支架序贯治疗 1 例

——赵凤庆 嘉兴市第一医院主任医师
——李皇保 嘉兴市第一医院副主任医师
——于费杰 嘉兴市第一医院副主任医师
——刘 文 嘉兴市第一医院副主任医师
——周 俊 浙江新安国际医院主任医师

一、病史

1. **患者一般情况** 女性，77 岁。

2. **主诉** 因"乏力纳差 1 周"于 2019 年 8 月 13 日入院。

3. **现病史** 2019 年 8 月 12 日，某医院 CT 示：胰头区占位并肝内外胆管扩张，胆囊增大，腹膜后淋巴结影；胆囊结石；血吸虫性肝硬化；左肾结石，左肾突出病灶。2019 年 8 月 12 日，外院生化：TBil 47.8 μmol/L，ALT 54 U/L，AST 65 U/L。

4. **既往史** 无殊。

二、入院治疗

1. **入院查体** 神志清，皮肤巩膜轻度黄染；腹软，肝脾肋下未及，全腹无压痛。

2. **入院诊断** ①胰腺恶性肿瘤；②梗阻性黄疸。

3. **入院后辅助检查** 2019 年 8 月 16 日，胰腺薄层 CT 平扫 + 增强（图 3-8-1）提示：

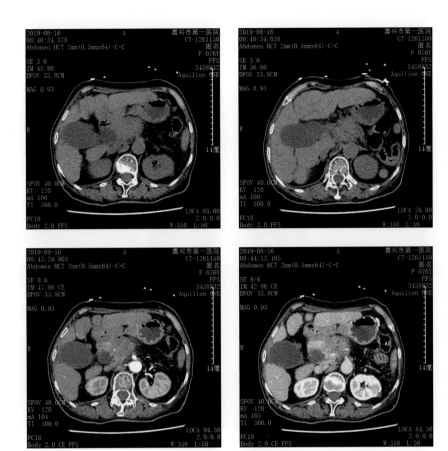

图 3-8-1　2019 年 8 月 16 日胰腺薄层 CT 平扫 + 增强

胰腺体部癌伴胆总管上段、肝内胆管扩张；腹膜后多发淋巴结肿大。

2019 年 8 月 17 日，肺部 CT（图 3-8-2）提示：左肺上叶肺癌考虑，心脏增大，升主动脉增宽。

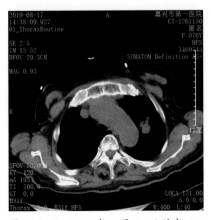

图 3-8-2　2019 年 8 月 17 日肺部 CT

2019 年 8 月 23 日，行 MRCP 检查（图 3-8-3）。

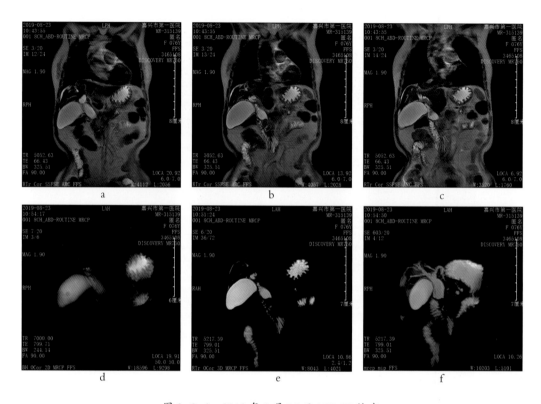

图 3-8-3　2019 年 8 月 23 日 MRCP 检查

2019 年 8 月 13 日，血液生化检验结果：TBil 36.7 μmol/L，DBil 27.1 μmol/L，IBil 9.6 μmol/L，ALT 47 U/L，AST 68 U/L，ALP 556 U/L，GGT 862 U/L，总胆汁酸 48.7 μmol/L，TP 67.7 g/L，ALB 36.8 g/L，AMS 35 U/L。肿瘤标志物甲胎蛋白 2.0 ng/mL，癌胚抗原 4.7 ng/mL，CA72-4 8.8 U/mL，CA19-9 283.7 U/mL，CA242 33.2 U/mL，CA50 99.3 U/mL。

2019 年 8 月 22 日，血液生化检验结果：TBil 42.4 μmol/L，DBil 33.1 μmol/L，IBil 9.3 μmol/L，ALT 139 U/L，AST 139 U/L，ALP 948 U/L，GGT 1182 U/L，总胆汁酸 38.6 μmol/L。

4. 诊治过程　2019 年 8 月 23 日，第一次 ERCP，拟行胆道金属支架置入。术中发现十二指肠球部梗阻，镜身无法通过（肿瘤局部浸润）。放置十二指肠支架解决梗阻（20 mm×60 mm，图 3-8-4）。

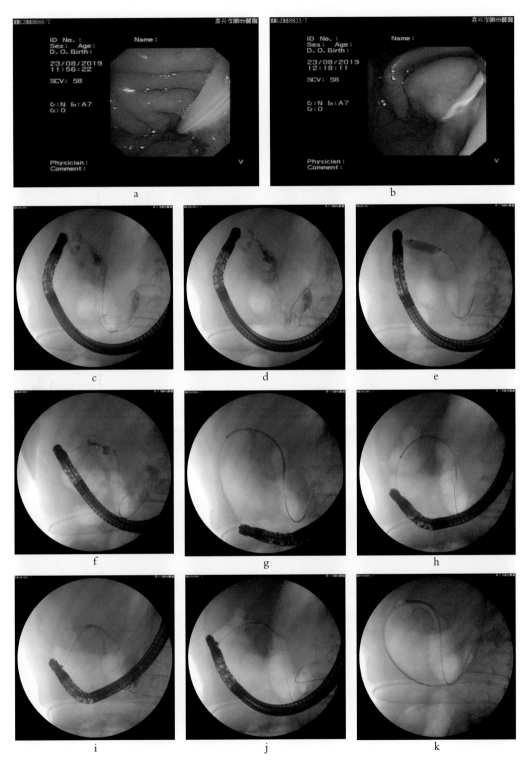

图 3-8-4　造影提示十二指肠近端狭窄，用柱状气囊扩张狭窄段，尝试通过十二指肠镜未果，予放置十二指肠金属支架，并同期放置鼻空肠营养管

2019年8月24日，复查腹部平片提示十二指肠支架扩张良好，位置满意（图3-8-5）。

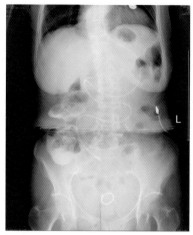

图3-8-5　2019年8月24日复查腹部平片提示十二指肠支架扩张良好，位置满意

2019年9月3日，第二次ERCP（图3-8-6）。

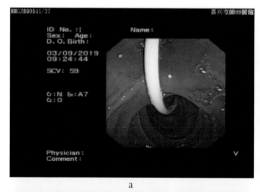

a

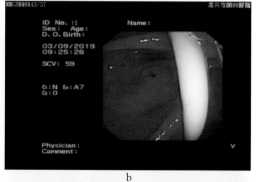

b

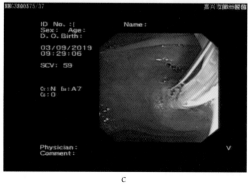

c

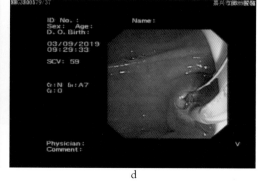

d

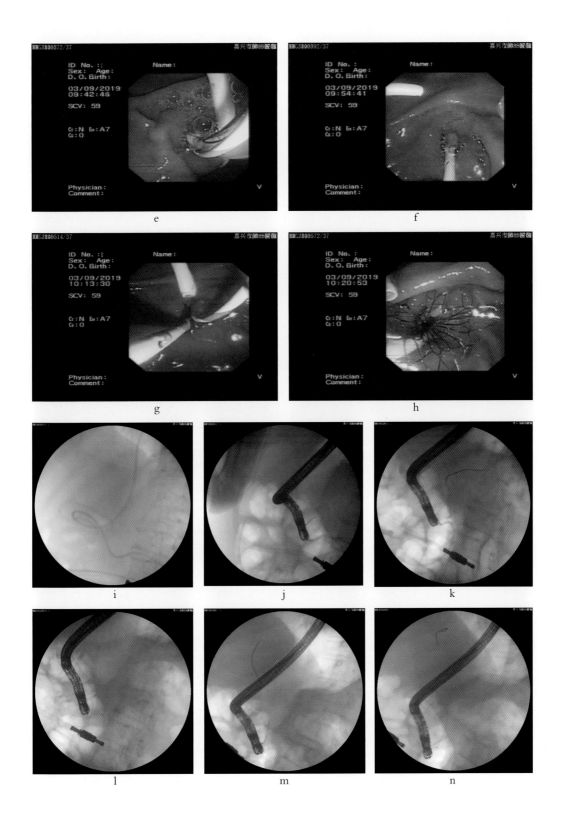

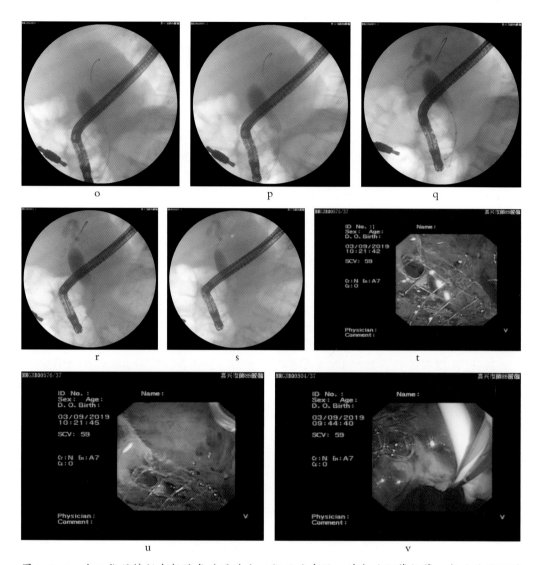

图 3-8-6　十二指肠镜经支架腔成功通过十二指肠狭窄段，并成功胆管插管，成功放置胆道金属支架

5. **治疗结果**　2019 年 9 月 4 日，复查腹部 CT（图 3-8-7）提示：十二指肠支架及胆道支架均扩张良好，位置满意。

6. **随访预后**　2019 年 9 月 30 日，血常规：WBC 7.66×10^9/L，N% 79.8%，HGB 100 g/L，PLT 300×10^9/L；生化分析：TBil 17.7 μmol/L，DBil 14.1 μmol/L，IBil 3.6 μmol/L，ALT 7 U/L，AST 20 U/L，ALP 121 U/L，GGT 94 U/L，总胆汁酸 7.7 μmol/L。此后除了替吉奥口服化疗 1 个周期外未做进一步治疗。

2019 年 12 月 6 日，再次入院。血常规：WBC 10.3×10^9/L，N% 88.3%，HGB 99 g/L，

PLT 93×10^9/L；生化分析：TBil 17.7 μmol/L，DBil 11.2 μmol/L，IBil 6.5 μmol/L，ALT 50 U/L，AST 76 U/L，ALP 177 U/L，GGT 73 U/L，总胆汁酸 10.9 μmol/L，总蛋白（TP）59.2 g/L，ALB 29.9 g/L，CRP 111.9 mg/L。

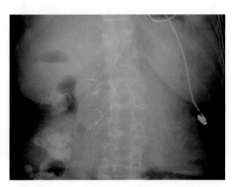

图 3-8-7　2019 年 9 月 4 日腹部平片

2019 年 12 月 8 日，腹部 CT（图 3-8-8）提示：胰腺恶性肿瘤复查；肝硬化，肝内部分胆管扩张积气；胆囊未见；胆总管及十二指肠支架术后改变；左肾复杂囊肿考虑，左肾小结石；腹盆腔积液；膀胱明显充盈，尿潴留？附见：双侧胸腔少量积液。

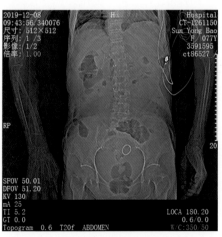

图 3-8-8　2019 年 12 月 8 日腹部 CT 定位片

2020 年 1 月 8 日 20：11，患者出现神志不清，呼之不应，血压测不出，家属要求回家，予签字出院。

ERCP 术后存活 148 天。

7. 最终诊断　①胰腺恶性肿瘤；②十二指肠梗阻；③胆道梗阻。

8. 本例思考　旁路手术及 PTCD 因为创伤大、改变生理结构等不利因素在胃流出道合并胆道梗阻的患者组应用受限。

十二指肠支架因首次放置后膨开需要时间，因此常常需要序贯性留置十二指肠支架及胆道支架。

微创、快速康复是临床治疗的重要理念。

三、专家点评

这是一例胰腺癌并发胆道梗阻、肠道梗阻接受内镜支架治疗的经典病例。影像学结合肿瘤指标化验，临床符合胰腺癌诊断，但需进一步除外：胰腺转移癌（肺癌）、肿块性胰腺炎、局灶性自身免疫性胰腺炎等。穿刺病理学有助于上述鉴别诊断。患者发病后生存期近 5 个月，与胰腺癌总体生存期相仿，显示了恰当有效的姑息治疗在胰腺癌综合治疗中的重要地位。

点评专家：吴晰